Carl-Auer

Für meine kleine Enkelin Giorgia

Ilaria Capua

DIE GEHEIMNISVOLLE REISE DER VIREN

DIE ENTDECKUNG DER KLEINSTEN, HINTERHÄLTIGSTEN UND ÜBERRASCHENDSTEN KREATUREN IM UNIVERSUM

Aus dem Italienischen von Fritz B. Simon

2021

Umschlaggestaltung: Heinrich Eiermann
Redaktion: Matthias Ohler
Illustrationen: Andrea Rossetto
Satz: Verlagsservice Hegele, Heiligkreuzsteinach
Printed in Germany
Druck und Bindung: CPI books GmbH, Leck

 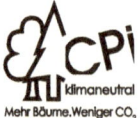

Erste Auflage, 2021
ISBN 978-3-8497-0406-3
© 2021 Carl-Auer-Systeme Verlag
und Verlagsbuchhandlung GmbH, Heidelberg
Alle Rechte vorbehalten

Die Originalausgabe erschien unter dem Titel:
IL VIAGGIO SEGRETO DEI VIRUS
bei DeAgostini, Italien
© 2021 DeA Planeta Libri s.r.l., Milano
Aus dem Italienischen übersetzt von Fritz B. Simon

Das Kapitel »WAS SIND VIREN?«
ist eine erweiterte Form des Artikels von Ilaria Capua:
»Das Virus, Jugendlichen (und uns Eltern),
die zu Hause eingeschlossen sind, von einer berühmten Virologin erklärt«,
publiziert in »Corriere innovazione«, 3. April 2020.

Das Kapitel »DAS VIRUS, DAS UNS IN EINE NEUE WELT
KATAPULTIERT HAT – SARS-CoV-2«
ist die erweiterte Form des Beitrags von Ilaria Capua zu
»Die Botschaft des ›Schwarzen Schwans‹«, publiziert in Libro dell'anno 2020,
Instituto Encyclopedia Italiana Treccani 2020.

Bibliografische Information der Deutschen Nationalbibliothek:
Die Deutsche Nationalbibliothek verzeichnet diese Publikation
in der Deutschen Nationalbibliografie; detaillierte bibliografische
Daten sind im Internet über http://dnb.d-nb.de abrufbar.

Informationen zu unserem gesamten Programm, unseren Autoren
und zum Verlag finden Sie unter: **https://www.carl-auer.de/**.
Wenn Sie Interesse an unseren monatlichen Nachrichten haben,
können Sie dort auch den Newsletter abonnieren.

Carl-Auer Verlag GmbH
Vangerowstraße 14 • 69115 Heidelberg
Tel. +49 6221 6438-0 • Fax +49 6221 6438-22
info@carl-auer.de

INHALT

WAS SIND VIREN? 7

SCHLÜSSELWORTE FÜR DAS VERSTEHEN VON VIREN 15

VIREN VERÄNDERN SICH 23
EIN VIRUS VON DER OBERFLÄCHE DER ERDE BESEITIGEN 26
EIN UNBEQUEMES ERBE 29
DIE BARRIERE GEGEN DIE VIREN 34
DIE MASERN 2: DIE RACHE 36
EIN KAMPF, DEN MAN GEWINNEN KANN 38

VIREN REISEN 41
DAS RÄTSEL DER SCHWARZEN KRÄHEN 44
DAS VIRUS, DAS AUS DER FERNE KAM 48
VIRUS-DETEKTIVE 50
DER ENDEMISCHE ZYKLUS DES WEST-NIL-VIRUS:
WENN EIN VIRUS SEINE ZELTE IN DER STADT AUFSCHLÄGT 52

DIE VIREN FLORIEREN 57
DIE VIREN MIT DER TARNKAPPE 63
DAS STRESSIGE LEBEN DER SCHILDKRÖTEN 67

VIREN BEFALLEN (AUCH) PFLANZEN 71
BANANEN-MASSAKER 74
TÜCKISCHE BLATTLÄUSE 76
DAS TABAKMOSAIKVIRUS 77
DIE GESUNDHEIT VON PFLANZEN 81

WENN EIN VIRUS DIE WELT UMRUNDET 83
DIE TRANSFORMER-VIREN 88
DIE PANDEMIEN 90
EIN GIGANTISCHES ÖKOSYSTEM 94

WIE EIN NEUES VIRUS AUFTAUCHT 97
VON SOSSE, LEOPARDENFLECKEN UND STECHMÜCKEN 101
ZIKA, WIE ES BEGANN 103
DAS VIRUS HAT DEN KOPF EINGEZOGEN ... UNTER WASSER 109

VIREN UND MÄUSE 115
EIN NEUES VIRUS IM RESERVAT 118
DER GÄRTNER WAR ES 120
DIE FOLGEN EINES VERREGNETEN WINTERS 122

DAS VIRUS, DAS ÜBERSEHEN WIRD 127

DAS UNGESTÜME VIRUS 137
DIE WANDERUNG EINES VIRUS 141
DAS VIRUS DER STADT UND DES WALDES 143

DAS VIRUS DER WÄLDER 147
WAS IST EBOLA? 153

DAS VIRUS, DAS UNS IN EINE NEUE WELT KATAPULTIERT HAT 157

DANKSAGUNG 169

ÜBER DIE AUTORIN 171

WAS SIND VIREN?

Zurzeit wird überall von Viren gesprochen: im Fernsehen, im Internet, auf der Straße. Seit die vom neuen Corona-Virus verursachte Pandemie explodiert ist, scheinen die Leute nur noch ein Thema zu haben. Das ist verständlich. Aber was genau ist ein Virus? Die erste Antwort, die mir in den Sinn kommt, wird dich vielleicht erstaunen: Für mich sind Viren faszinierende Kreaturen, die aber oft einen Haufen Ärger bringen. In Latein bedeutet *virus* Gift. Und tatsächlich können Viren ähnliche Wirkungen erzeugen, auch wenn sie nicht giftig sind.

Beginnen wir damit, dass Viren ganz klein sind: Auf der Spitze einer Stecknadel können Tausende Platz finden. Um sie sehen zu können, reicht kein einfaches Mikroskop. Man braucht ein Elektronenmikroskop, ein Gerät, das den Raum eines ganzen Zimmers beansprucht und in der Lage ist, die Dinge mehrere hunderttausendmal zu vergrößern. Ich gebe dir ein Beispiel, damit du dir die Wirkung besser vorstellen kannst. Im Elektronenmikroskop kann eine Linse so groß wie ein 50m-Schwimmbecken erscheinen!

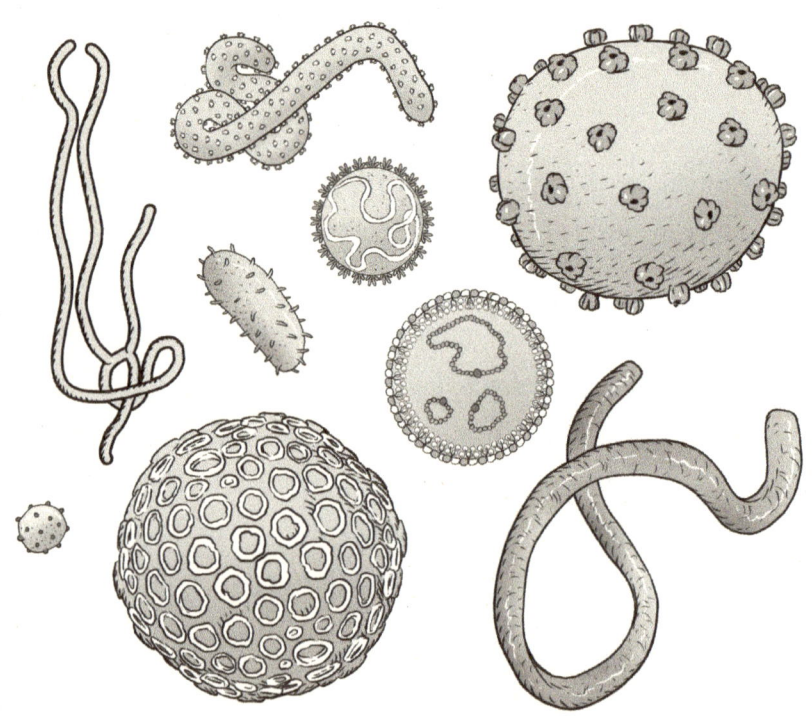

Aber woraus bestehen Viren?

Beginnen wir bei ihrem Aussehen.

Sie sind, das ist wichtig, nicht alle gleich. Sie haben untereinander nicht so ähnliche Strukturen und Eigenschaften wie wir Menschen. Im Gegenteil, oft ähneln sie sich überhaupt nicht.

Sie besitzen eine außerordentliche Vielfalt unterschiedlicher Formen, und es gibt – in der Dimension von **Nanometern,** das heißt, Teilen, tausendmal kleiner als ein Millimeter, und immer im Verhältnis zueinander betrach-

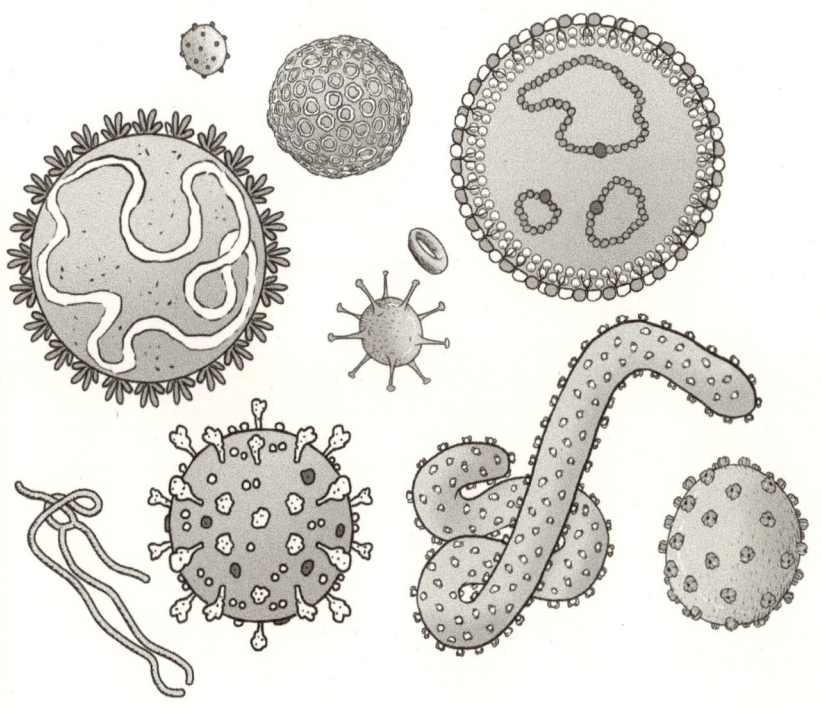

tet – ganz große und ganz kleine. Einige sehen aus wie Spiegeleier, andere erinnern an verkochte Spaghetti, wieder andere haben die Form von Kichererbsen, und noch andere ähneln runden Keksen.

Was sie aber verbindet, ist eine ganz wichtige Eigenschaft: Es sind **obligate Parasiten**, das heißt, sie können nicht lange Zeit außerhalb eines lebenden Organismus überleben. Sie nisten sich in den Zellen anderer ein und nutzen sie, um sich zu vervielfältigen. Deswegen werden sie intrazelluläre Parasiten genannt. Mit ihrem Genom (das heißt, der Gesamtheit ihrer Gene) geben sie Anweisungen an den „Motor" der Gastzelle, und dieser produziert, wie es das Betriebssystem eines Computers machen würde, mehr oder weniger automatisch die virale Nachkommenschaft beziehungsweise **die Kinder des Virus**.

Die Viren schleichen sich also in die Zellen des Wirts, die wir mit den Maschinen einer Fabrik vergleichen können, und beginnen deren Mechanismen auszunutzen. Das Problem ist, dass die Zelle, wenn sie sich dem Virus zur Verfügung stellt und seine Anweisungen ausführt, leiden kann. Und während sie Hunderttausende von Virusteilchen freisetzt, kann sie schließlich sterben. In der Zwischenzeit infiziert dieses Heer von Viren seinerseits andere Zellen. Und wenn viele Zellen sich infizieren und leiden, dann wird der Organismus krank.

Viren können fast jedes lebende Wesen infizieren, und an erster Stelle die Menschen. Die Pocken, zum Beispiel, haben für die Menschheit über Jahrhunderte eine verheerende Wirkung gehabt und Millionen menschliche Wesen getötet und entstellt. HIV, Tollwut, Ebola stellen eine dauerhafte Bedrohung dar. Sie liegen auf der Lauer und warten auf die Gelegenheit, um hervorzukommen und Schaden anzurichten.

Viren treffen die Tiere – von Hunden zu Katzen, von Fröschen zu Fledermäusen, von Schmetterlingen zu Garnelen –, aber auch Pflanzen. Es gibt Virusinfektionen, die können ganze Plantagen von Zitrusfrüchten, Tomaten und Gurken zerstören. Ganz zu schweigen von den Pilzen: Viren infizieren auch sie, und sie verschmähen nicht einmal die **Bakterien**. Das sind Mikroorganismen, die mit nacktem Auge nicht gesehen werden können, aber viel größer sind als Viren.

Viren sind also obligate Parasiten, oft zu fürchten, gefährlich und unberechenbar. Aber zum Glück verfügen wir über die Waffen der Wissenschaft, um uns zu verteidigen. Ich spreche vor allem von der Vorbeugung und der Therapie. Es gibt nur ein Virus, gegen das Wissenschaft nur wenig tun kann: die Ignoranz.

Bereiten wir uns erst einmal auf unsere unglaubliche Reise in die Welt der Viren vor und lernen wir sie kennen!

VIREN UND BAKTERIEN

Bakterien sind **einzellige Mikroorganismen**, das heißt, sie bestehen aus einer einzigen Zelle. Wie Viren könne sie verschiedene Formen haben – rundlich, Stäbchen, Spiralen – und in einigen Fällen sind sie verantwortlich für die Krankheiten von Menschen, Tieren und Pflanzen. Zu den schwersten und schädigendsten Krankheiten, die von Bakterien ausgelöst werden, gehören die Lepra, die Beulenpest und die Cholera. Die überwiegende Mehrheit der Bakterien und Viren verursacht aber keine Krankheiten.

Die Viren, die Bakterien infizieren, werden Bakteriophagen oder **Phagen** genannt; wörtlich übersetzt heißt das „Bakterienfresser". Die Phagen vollenden ihren Lebenszyklus, indem sie sich in einzelligen Organismen wie Bakterien vervielfachen. Durchs Mikroskop betrachtet sehen sie ziemlich komisch aus: Sie haben die Form einer Stecknadel, mit einem dicken Kopf und langen Anhängen, ähnlich wie Beine. Sie erinnern an die speziellen Sonden, die zur Landung auf dem Mond gebraucht werden (schau dir ein Bild im Internet an, wenn du nicht weißt, wie sie gebaut sind).

Die Welt der Phagen ist noch in weiten Teilen unbekannt, aber in Zukunft könnte es sich als sehr nützlich für die Menschheit erweisen, sie zu kennen. Und tatsächlich suchen gerade Forscher eine Methode, sie zum Stoppen von Krankheiten, die durch Bakterien verursacht sind, zu nutzen.

SCHLÜSSELWORTE FÜR DAS VERSTEHEN VON VIREN

Hier findest du eine Liste von Worten, die dir schwierig erscheinen können, aber in Wirklichkeit sind sie hilfreich, um die Viren und ihr Verhalten zu verstehen. Nutze diese Seiten jedes Mal, wenn du besser verstehen willst, worüber wir in den Kapiteln des Buches sprechen, und freue dich an der Reise.

GENOM
Es ist die Gesamtheit aller Gene eines Organismus. Auch die Viren haben ein Genom. Es gibt Viren, die ausgestattet sind mit einem Genom aus DNS, und welche mit einem aus RNS. Das Genom enthält die Anweisungen, die einen

Organismus funktionieren lassen und seine Eigenschaften festlegen.

DNA/RNA

DNA (deutsch DNS/Desoxyribonukleinsäure) und RNA (deutsch: RNS/Ribonukleinsäure) enthalten alle notwendigen Informationen, um eine Zelle zusammenzubauen und funktionieren zu lassen. Sie finden sich im Zentrum jeder Zelle, dem Kern, und haben eine Form, die einem Zug ähnelt, in dem die Waggons die **Gene** sind. Jedes Gen liefert der Zelle eine spezielle Information.

WIRT

Das Virus ist ein Parasit, der nur eine begrenzte Zeit außerhalb eines Organismus überleben kann. Um sich fortzupflanzen muss es die Zellen **eines anderen Lebewesens,** genannt „Wirt", ausnutzen. Der Wirt kann ein Tier, eine Pflanze und sogar ein Organismus mit nur einer Zelle wie ein Bakterium sein.

REZEPTOR

Die äußere Hülle des Virus besteht aus **Proteinen**, genannt Rezeptoren, die in der Lage sind, sich an die äußeren Proteine der Wirtszelle zu binden. Der Rezeptor eines Virus ist der **Schlüssel**, der die Tür zur Wirtszelle öffnet.

VIRUSREPLIKATION

Die Replikation des Virus ist ein Mechanismus, mit dem die Viren sich im Inneren einer Wirtszelle **vervielfältigen**. Dabei werden neue Virenteilchen hergestellt. Die Viren geben der Wirtszelle Anweisungen und zwingen sie ihre eigenen Fähigkeiten dafür zu nutzen, um ganz viele Tochterviren herzustellen, die dann neue Zellen infizieren werden.

GEN-MUTATIONEN DER VIREN

Während sich das Virus reproduziert und repliziert, kann es geschehen, dass ein Teil seines Genoms mutiert, das heißt, **sich verändert**. Oft handelt es sich um einen Fehler des Kopiermechanismus oder des Mechanismus, der das Genom der Tochterviren „kontrolliert". Diese Mutationen können unterschiedliche Folgen haben. Einige sind **stumm**, das heißt, sie haben keine Auswirkung. Andere sind erheblich bedeutungsvoller: Es kann, zum Beispiel, geschehen, dass infolge einer Mutation ein Virus mehr oder weniger ansteckend oder auch mehr oder weniger tödlich wird.

EPIDEMIE UND PANDEMIE

Wenn eine ansteckende Krankheit sich schnell in einer **mehr oder weniger großen Zone** verbreitet, dann spricht man von einer Epidemie. Wenn hingegen eine Krankheit **global** zuschlägt und einen großen Teil der Weltbevölkerung trifft, dann spricht man von Pandemie. Epidemie und Pandemie können sowohl von Viren wie von Bakterien verursacht sein. Viren, welche die Pandemie verursachen, nennt man pandemisch. Es sind neue Viren für die Spezies *Homo sapiens*, zu der wir Menschen gehören. Daher finden sie eine Bevölkerung vor, die vollkommen ohne Immunschutz ist.

ZOONOSEN

Dieser Begriff bezeichnet Krankheiten, die von Tieren auf Menschen übertragen werden können, weil es zum Überspringen der Spezies-Barriere (*Spillover*) kommt, einem Phänomen, das sich ziemlich oft ereignet, da auch der *Homo sapiens*, das heißt, der Mensch, zum Tierreich gehört und für Viren lediglich ein möglicher neuer Wirt ist.

DER LEBENSZYKLUS VON VIREN

Wir können nicht davon sprechen, dass die Viren ein wirkliches und eigenes Leben haben. Die Viren begnügen sich damit, sich zu replizieren, aber dazu durchlaufen sie drei Phasen.

Die erste Phase: Das Virus dringt in die Zelle durch die zarte Hülle ein, die sie bekleidet: die Zellmembran.

Zweite Phase: Das Genom des Virus wird im Inneren der Zelle reproduziert.

Dritte Phase: Die Zelle setzt die Viren-Partikel, eingekapselt in ganz viele Päckchen, frei. Das haben wir in der Einleitung gesehen: Im Unterschied zu anderen Parasiten, die auch ohne in die Zellen anderer Organismen einzudringen überleben können, sind Viren obligate intrazelluläre Parasiten; das heißt, sie können nicht außerhalb der Zelle eines anderen Lebewesens leben.

ANTIKÖRPER UND ANTIGENE

Das Antigen ist jenes Charakteristikum eines Virus, das unser Immunsystem **erkennen kann**. Es ist wie ein Kleidungsstück des Virus: Wenn das Virus eine rote Jacke trägt, blaue Hosen und gelbe Ärmel, dann produziert das Immunsystem einen Antikörper für jedes dieser Kleidungsstücke, das heißt, einen für jede Farbe.

Antikörper sind Proteine und bilden einen der Abwehrmechanismen des Immunsystems.

KAPSID UND HÜLLE

Das Kapsid ist eine Proteinstruktur des Virus und umschließt das Genom. Einige Viren, wie das Herpes-Virus, haben ein *Envelope*, das ist eine äußere Hülle um das Kapsid. Es besteht aus einer Lipoprotein-Membran.

VIREN VERÄNDERN SICH

RINDERPEST UND MASERN

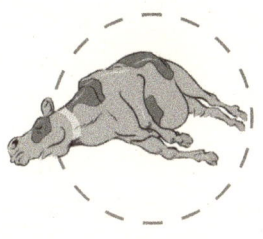

In Rom gibt es, außer den Schönheiten der Stadt, die wir alle kennen, vor dem Gesundheitsministerium einen ganz speziellen Obelisken. Er wurde im Jahre 2011 eingeweiht und ist von dem Künstler Alessandro Romano gestaltet worden. Warum erzähle ich dir davon? Weil dieses Werk nicht vom Sieg eines Kaisers in einer Schlacht berichtet, sondern von dem der Wissenschaft gegen die Rinderpest. Der Obelisk zeigt dramatische Szenen, wie alle Kriegerdenkmale, aber wenn du genau hinschaust, wirst du auch das Gesicht eines Wissenschaftlers mit einem dicken Buch entdecken, umgeben von Ampullen, Destillierkolben und anderen Instrumenten. Die Ausmerzung dieses Virus war ein wichtiges Ereignis, epochal, weil der Mensch vor der Rinderpest bei dem Versuch, ein Virus zu bekämpfen, nur einmal erfolgreich war (gegen die Pocken 1980). Vor allem aber, weil die Rinderpest eine der verheerendsten Krankheiten war, die je auf unserem Planeten aufgetreten sind. Im 18. Jahrhundert hat die Rinderpest zur Französischen Revolution beigetragen, und ein Jahrhundert später hat das Virus auch Afrika heimgesucht und dort zwischen 80 und 90 Prozent der Rinder getötet, was zum Verhungern ganzer Bevölkerungen geführt hat.

EIN VIRUS VON DER OBERFLÄCHE DER ERDE BESEITIGEN

Wir wissen nicht genau, wann die Rinderpest ihren Anfang genommen hat, auf jeden Fall ist es Tausende von Jahren her. Sie wurde von einem Virus der Familie *Morbillivirus* verursacht. Sie traf vor allem Rinder, rief großes Leid hervor und hatte eine sehr hohe Sterberate. Die infizierten Tiere waren krank, hatten hohes Fieber, entwickelten Geschwüre, hatten Durchfall, und oft starben sie innerhalb einer Woche, nachdem die ersten Symptome aufgetreten waren. Es handelte sich um ein so tödliches Virus, dass es in wenigen Wochen eine Herde dezimieren und sie weiter für lange Zeit in ihrer Zahl klein halten konnte.

Wenn du an die Zeiten denkst, als der Mensch allein auf das Vieh angewiesen war, um zu überleben, dürfte es dir nicht schwerfallen zu verstehen, wie tiefgreifend die Rinderpest die Geschichte der Menschheit beeinflusst hat. Es war eine Krankheit der Tiere, die aber Armut, Hungersnot und Migration für die Menschen zur Folge hatte.

Die ersten Spuren ihres Auftretens findet man bei den alten Römern. Manche Forscher behaupten, dass sie sogar einer der wichtigsten Gründe für den Niedergang des römischen Reiches war.

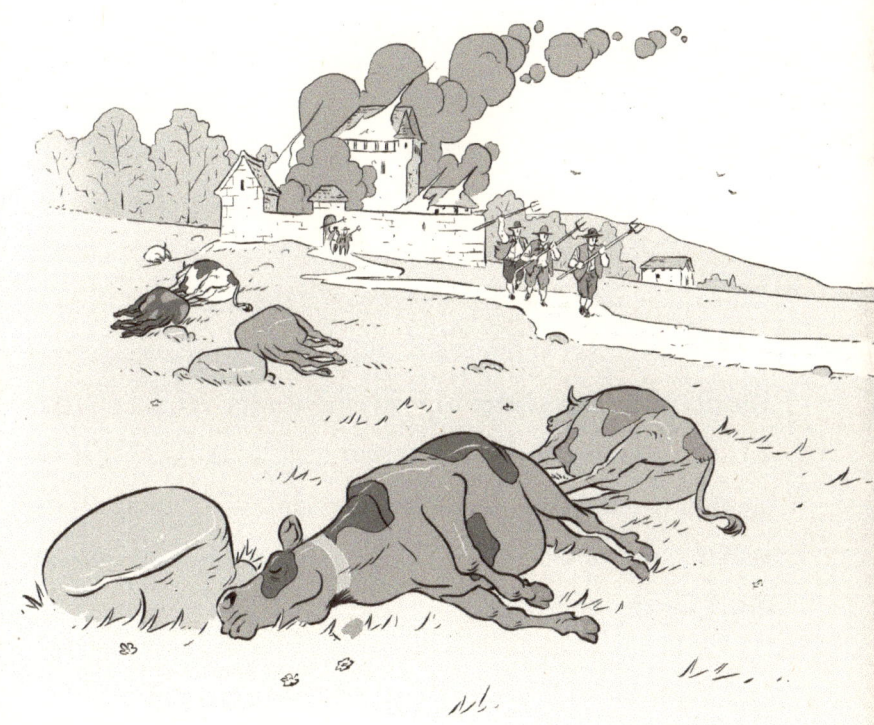

Wohl kein Winkel des Planeten wurde verschont. In der Zeit ihrer größten Verbreitung erstreckte sich das Gebiet der Rinderpest von der Atlantikküste Afrikas bis zum philippinischen Archipel und von Skandinavien bis zum Kap der Guten Hoffnung (das heißt, dem südlichsten Punkt Afrikas). Sogar in Brasilien und Australien gab es Infektionsherde.

Die entscheidende Waffe, um die Rinderpest auszurotten, war der **Impfstoff**. Besser gesagt, eine Reihe von Impfstoffen, welche die Forscher nach und nach verbesserten und in immer mehr Gegenden verbreiteten, um die Krankheit auf immer kleinere Gebiete zu begrenzen. Der letzte Herd der Rinderpest flackerte 2001 in Kenia auf.

In der Folgezeit beobachteten die Forscher das Gebiet ständig weiter, aber glücklicherweise trat die Rinderpest nicht wieder auf. Nach neun Jahren der Ruhe konnte schließlich die FAO (Ernährungs- und Landwirtschaftsorganisation der Vereinten Nationen) verkünden, dass **das Rinderpestvirus endgültig verschwunden ist**. Das ist der Grund, warum ein Jahr später an diese historische Errungenschaft durch das Denkmal Alessandro Romanos erinnert wurde, das nicht zufällig den Titel trägt: *Ausrottung der Rinderpest*.

EIN UNBEQUEMES ERBE

Auch wenn heute die Rinderpest nicht mehr existiert, ihre Wirkungen sind nicht versiegt: Sie hat in der Tat einen „Erben" hinterlassen, genauso heimtückisch, und wir sind noch weit davon entfernt, ihn zu besiegen, und wir hätten gern auf ihn verzichtet.

Höchst wahrscheinlich fing all das an, als die Menschen begannen, die ersten Rinder zu Haustieren zu machen. Zu jener Zeit konnten sie es nicht wissen, aber sie waren in einschneidender Weise dabei, die Regeln des Ökosystems zu verändern. Das hatte radikale Konsequenzen. Bis dahin waren die Rinder Wildtiere und hatten nie in engem Kontakt mit Menschen gelebt. Mit der Domestizierung, einem Prozess, der Jahrhunderte dauerte, änderte sich alles.

Die Menschen begannen, einen großen Teil ihrer Zeit mit den Rindern zu verbringen und sie sogar im Inneren ihrer Häuser zu beherbergen. Genau in diesen Umständen fand das Virus der Rinderpest einen möglichen neuen Wirt, der zu einer neuen Spezies gehörte: den Menschen.

Der Übertritt eines Virus von einer Spezies zu einer anderen ist nicht selbstverständlich: Um in einen Organismus „einzudringen" und sich auszubreiten, **binden sich** die Viren **an Rezeptoren** der Zellen, und die Rezeptoren von Tieren unterscheiden sich von denen des Menschen. Im

Fall der Rinder und anderer Säugetiere sind die Unterschiede aber nicht so ausgeprägt. Nehmen wir ein Beispiel und stellen wir uns vor, die Rezeptoren wären Schuhe. Versuchen wir's?

Die Rezeptoren der Rinder wären Bergstiefel, Schuhgröße 40, während die des Menschen Sneaker, Schuhgröße 38, sind. Ein Virus, das perfekt in einen Stiefel der Größe 40 hineinkommt, müsste sich also in einen zwei Nummern kleineren Schuh quetschen, um vom Rind zum Menschen zu wechseln. Wie wenn die Riesenfüße deines Nachbarn zu Hause, der zwei Meter groß ist, in deine kleinen Schuhe gezwängt wären! Es dürfte kein leichtes Manöver sein, aber im Falle des Virus ... nicht ganz unmöglich, insbesondere, wenn dem Mikroorganismus Zeit und viele Kontaktmöglichkeiten zur Verfügung stehen, um zu lernen und sich anzupassen, auch durch Mutationen.

> **ÖKOSYSTEM**
>
> Es handelt sich um eine Einheit, gebildet aus einer Umwelt und den Lebewesen, die sie bewohnen. Die Ozeane, die Savanne und das Packeis sind Ökosysteme. In jedem Ökosystem entstehen grundlegende Regeln, die zu einem Gleichgewicht führen. Zum Beispiel existieren ganz bestimmte Nahrungsketten: In der Savanne fressen die Löwen die Gazellen, die ihrerseits die Gräser fressen. Wenn die Gazellen verschwinden würden, wo würden die Löwen hinwandern, um neue Beute zu suchen? Es reicht, eine solcher Regeln zu ändern, dass ein Ökosystem sein Gleichgewicht verliert und in eine Krise gerät.

Das Virus der Rinderpest war bei diesem Unternehmen dank der Domestizierung des Rindes erfolgreich: Es schaffte daher den Speziessprung zum menschlichen Organismus. So kam es, dass mit dem Kontakt zu einem neuen Wirt eine neue Abstammungslinie der Rinderpest geboren wurde; also ein anderes Virus, sehr verschieden, und fähig, sich von Mensch zu Mensch zu übertragen: die Masern.

> **ABSTAMMUNGSLINIEN**
>
>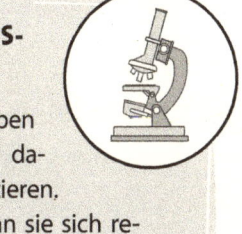
>
> Für Viren ist Leben gleichbedeutend damit, sich zu replizieren.
>
> Jedes Mal, wenn sie sich replizieren, erzeugen Viren Milliarden Tochterpartikel, und jedes dieser Partikel ist seinerseits Ursprung von Milliarden anderer Partikel. Zum großen Teil erzeugt dabei ein Virus Partikel, die ihm selbst gleichen, aber ab und zu kann es geschehen, dass es sich ändert (zum Beispiel infolge einer Mutation). Wenn dies geschieht, ändert sich das Originalvirus und bildet den Anfang einer neuen Abstammungslinie, die Spezies eines neuen Astes im Stammbaum.

Aus kürzlich erfolgten Studien wissen wir, dass der Artensprung sich etwa im 6. Jahrhundert v. Chr. ereignete, als in Europa und im Orient schon reich bevölkerte Städte existierten –, Bedingungen, welche die Verbreitung der Masern begünstigten. Vielleicht war dies ja die geheimnisvolle und tödliche Krankheit, die „Attische Seuche" genannt wurde (es war ein zeitgenössischer griechischer Historiker, der sie so definierte; sein Name war Thukydides), welche die griechischen Städte im fünften Jahrhundert v. Chr. überfiel.

Von da an kam es zu **zyklischen Epidemien** mit Tausenden von Toten.

Die Masern wurden aber nicht sofort erkannt. Die Ärzte der Epoche verwechselten sie mit anderen Krankheiten mit ähnlichen Symptomen, wie den Windpocken, dem Scharlach und den Pocken. Der Erste, der verstand, dass es sich um etwas anderes handelte, war ein persischer Arzt im 10. Jahrhundert, Abu Bakr Muhammad ibn Zakariya al-Razi, der eine eingehende Beschreibung der Krankheit lieferte.

DIE ATTISCHE SEUCHE

In seinem Werk **Der Peloponnesische Krieg** erzählt Thukydides, dass die Seuche im Jahre 430 und 427 v. Chr. in Athen ausgebrochen ist. Er selbst wurde von dieser geheimnisvollen Krankheit heimgesucht, aber er hatte das Glück, wieder gesund zu werden.

Sein Bericht beginnt mit einer Beschreibung der ersten Phasen der Epidemie: Wann sie in Erscheinung trat – vielleicht in Nord-Afrika -, wann und wie sie sich in den Nachbargebieten von Athen verbreitete, die Verwirrung der Ärzte, die noch niemals zuvor dieser Krankheit gegenüberstanden und nicht in der Lage waren, ihr in irgendeiner Weise etwas entgegenzusetzen. Es halfen nicht einmal die Gebete in den Tempeln und die Botschaften der Orakel. Die Bewohner Athens konnten nichts anderes tun, als sich zu fügen und zu warten, dass die Epidemie ihren Lauf nimmt.

Thukydides beschreibt auch die Symptome der Krankheit. Stell dich darauf ein: Es ist kein schönes Schauspiel.

Also, es fing mit heftigen Hitzewellen an, die den Kopf ergriffen. Die Augen entzündeten sich, Rachen und Zunge bluteten, und die Kranken hatten einen ungewöhnlichen und stinkenden Mundgeruch. Dann traten unvermittelt Halsschmerzen und starker Husten auf, und, wenn die Krankheit den Magen erreichte, wurde Galle erbrochen und es kam zu heftigen Krämpfen. Die Kranken klagten über eine unerträgliche Hitze und ertrugen keinerlei Bekleidung, nicht einmal ein ganz leichtes Leinentuch. Sie hatten einen unstillbaren Durst und waren so leidend, dass sie sich nie ausruhen konnten.

Falls sie überlebten, begannen sie nach sieben bis acht Tagen unter schrecklichen, schmerzhaften Schädigungen innerer Organe und anderer Körperteile zu leiden (der Sexualorgane, der Finger und Zehen). Manche erblindeten. Andere verloren ihr Gedächtnis. Die Natur der Krankheit war unerklärlich, sie traf die Einzelnen in unterschiedlicher Weise, aber immer mit Gewalt, und sie verschonte niemanden. Wer über eine starke Konstitution verfügte, widerstand nicht länger als der Schwache. Ich habe dir gesagt, dass es harter Stoff ist.

Die erste Episode der Seuche dauerte gut zwei Jahre, nach denen die Krankheit noch ein zweites Mal zuschlug.

Wenn sie Thukydides genaue Beschreibung lesen, vergleichen die Forscher oft die Herkunft dieser mysteriösen „Pest", die Athen gequält hat, mit anderen Krankheiten. Typhus und Pocken sind die Fälle, die am ähnlichsten erscheinen. Aber viele der beschriebenen Symptome stimmen auch mit Masern überein, welche zu diesen Zeiten, obwohl unbekannt, schon ihren Auftritt in Eurasien vollzogen hatten.

DIE BARRIERE GEGEN DIE VIREN

Im Mittelalter entstanden andere Städte, und diejenigen, die schon existierten, wurden immer größer und bevölkerungsreicher. Die Masern profitierten davon und setzten ihren Erfolgsweg, sei es in Europa, sei es in Nord-Afrika, fort. Und als die ersten europäischen Entdecker ihre Abenteuer auf dem amerikanischen Kontinent suchten, fand das Virus ein noch weit fruchtbareres Gebiet. In Kuba starben 1529 zwei Drittel der indigenen Bevölkerung an den Masern. Dasselbe ist 1531 in Honduras geschehen, wo aufgrund der Infektion die Hälfte der Bevölkerung dahingerafft wurde. Und so war es auch in vielen anderen Ländern.

Warum wüteten die Masern so unerbittlich unter diesen Bevölkerungen? Zu jenen Zeiten waren die sanitären Verhältnisse und das medizinische Wissen sicher nicht dieselben wie heute, daher hatte jede Krankheit eine weit verheerendere Wirkung. Aber es gab noch einen anderen Grund: Diese Bevölkerungen verfügten über keinerlei Abwehr. Das Virus fand mit großer Leichtigkeit neue Wirte und konnte frei zirkulieren, weil kein Einzelner bis dahin je mit ihm in Kontakt gekommen war.

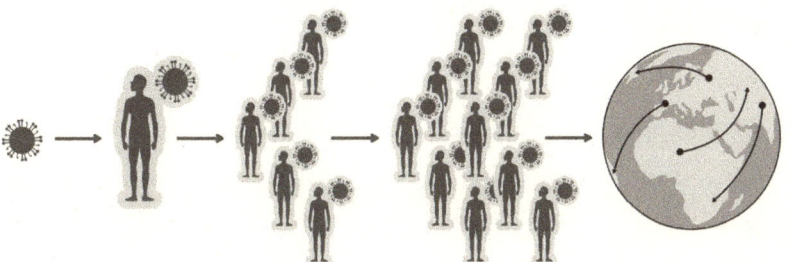

Die weltweite Verbreitung des Masernvirus.

Wer, im Unterschied dazu, die Krankheit schon überstanden hat, ist **immun** und erkrankt normalerweise nicht ein zweites Mal, weil er spezielle Antikörper entwickelt hat. Wir können sagen, dass für das Virus diese Antikörper wie **Hindernisse** wirken. Ein Virus, das auf seinem Weg vielen Hindernissen begegnet, hat es viel schwerer sich zu verbreiten, und die Wahrscheinlichkeit sinkt, dass es zu den schwächeren Personen gelangt. Dieser Mechanismus der Barriere für das Virus wird **Herdenimmunität** genannt: Wenn in einer Gemeinschaft die große Mehrheit der Einzelnen immun ist, dann wird auch die ganze Gemeinschaft geschützt. Denn das Virus hat keine Gelegenheit mehr, sich zu verbreiten, bis es jemanden trifft, der noch nicht geschützt ist, nicht immun.

Damit Herdenimmunität zustande kommt, müssen im Fall der Masern 95 Prozent der Bevölkerung immun sein. Dies war zur Zeit der Entdeckung Amerikas praktisch unmöglich, aber auch in den Epochen danach. Denn auch, wenn die Epidemien die Mehrheit der Personen trafen, so wurden immer neue Kinder geboren, die als neue mögliche Wirte für das Virus bereitstanden. So haben sich die Masern langsam auf der ganzen Welt verbreitet, und alle Kinder mussten da unvermeidlich durch, zumindest bis zur Mitte des 20. Jahrhunderts.

DIE MASERN 2: DIE RACHE

Üblicherweise verursachen Masern hohes Fieber sowie rote Flecken auf der Haut des ganzen Körpers, die nach einigen Tagen wieder verschwinden. Aber in einigen Fällen kann sich die Krankheit verschlimmern und, zum Beispiel, eine Lungenentzündung, Durchfall und eine Enzephalitis (eine schwere Entzündung des Gehirns) hervorrufen. In den Industrieländern hat das Virus ein oder zwei solcher Opfer unter 1000, in den ärmeren oder Entwicklungsländern sind die Zahlen viel höher.

Der Kampf gegen die Masern war, wie jener gegen die Rinderpest, lang, und dank der Forschungen der Wissenschaftler hat er schließlich zu einem wirksamen Impfstoff geführt. In den USA haben die Impfungen 1963 begonnen, und der Mechanismus der Herdenimmunität, über den du gerade gelesen hast, hat den Rest bewirkt: Die Krankheit ist zurückgegangen und verschwindet nach und nach. Dasselbe geschieht in den Ländern, in denen Impfkampagnen eingeleitet wurden.

Trotzdem, die **Masern sind ein harter Brocken**, noch härter als die Rinderpest. Trotz aller Anstrengungen haben wir es noch nicht geschafft, sie zu besiegen. Bedauerlicherweise sind in den armen Ländern die Impfstoffe noch nicht genügend verbreitet, aber auch in der westlichen Welt muss man ständig in Alarmbereitschaft sein. Denk dir, noch im Jahr 2019 kam es in New York zu einer Masernepidemie. Es geschah in Brooklyn unter den Mitgliedern einer ultraorthodoxen jüdischen Gemeinde, die aus religiösen Gründen, und weil sie ihren Vorstellungen zuwiderliefen, Impfstoffe ablehnte. Der Infektionsherd hatte vielleicht seinen Ursprung bei einem Kind, das gerade von einer Reise aus dem Ausland zurückgekehrt war. Als es die ersten Symptome zeigte, haben die Ärzte sofort Alarm geschlagen, aber die Krankheit hatte sich schon verbreitet.

Du hast wahrscheinlich die Ursache schon geklärt, oder? Was die Masern so gefährlich macht, ist, dass sie so ansteckend sind: Jede Person kann im Durchschnitt 15 andere anstecken! Offensichtlich kann diese Zahl sich stark verändern, wenn das Virus ganz viele Barrieren um sich herum findet, die in der Lage sind, seinen Lauf zu behindern. Aber in Williamsburg waren nur 55 Prozent der Bevölkerung immun gegen Masern, und nach kurzer Zeit waren bereits 800 Personen krank.

Glücklicherweise waren im Rest der Stadt viel mehr Leute geimpft, und die Epidemie explodierte nicht, was allerdings hätte passieren können.

EIN KAMPF, DEN MAN GEWINNEN KANN

Jetzt erzähle ich dir, warum meiner Meinung nach die Geschichte der Rinderpest und der Masern so interessant ist. Sie zeigt uns, welche Wirkungen ein Virus im Laufe eines weiten zeitlichen Bogens entfalten kann. Vom Virus, das nur Tiere befällt, geboren in den Steppen Eurasiens vor Tausenden von Jahren, stammt ein neues Virus ab, weniger tödlich, aber ansteckender. Es greift den Menschen an und hat sich überall verbreitet, und noch heute, trotz des Impfstoffs, kann es eine ganze Gemeinschaft in einer modernen Stadt wie New York in Schach halten. Es ist ein Prozess, der sich mit vielen anderen Viren wiederholt hat und der sich in unserer heutigen Welt, wie wir sehen werden, ganz schnell entwickeln kann.

Auf der anderen Seite gibt uns diese Geschichte Hoffnung: Sie zeigt, dass wir heute viel wirksamere Mittel haben, den Viren entgegenzutreten, und dass Krankheiten, die im vorigen Jahrhundert zahlreiche Opfer forderten und unzählbare Schäden verursachten, heute ausgemerzt sind oder unter Kontrolle gehalten werden können.

VIREN REISEN
WEST-NIL-FIEBER

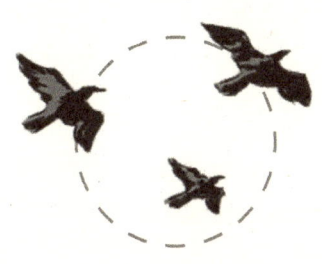

Im Sommer 1999 geschah etwas Beunruhigendes in New York. Es regnete Krähen und Amseln vom Himmel. Sie fielen auf die Erde, auf der Stelle tot, als ob sie im Flug ganz plötzlich von einem Schuss getroffen worden wären. Sie fielen wie Blei. Sie lagen unbewegt auf der Straße und dem Fußweg, zwischen den Passanten, die über sie hinwegstiegen, ohne sich darüber zu viele Gedanken zu machen.

Ich muss zugeben, dass es für einen New Yorker nicht selten ist, einen Vogel vom Himmel fallen zu sehen. Es geschieht stets wegen der Wolkenkratzer, die als tödliche Fallen für die Schwärme von Zugvögeln wirken. Nach langen

Flugstrecken suchen die Vögel einen Ort, um am Abend auszuruhen, und unvermeidlich wenden sie sich schließlich Richtung Stadt, die mit ihren tausend Lichtern eine unwiderstehliche Verlockung darstellt. Die Falle schnappt beim Morgengrauen zu, wenn die Vögel sich auf der Suche nach Nahrung zum Flug erheben. Während sie zwischen den Gebäuden dahingleiten, sorgen die großen Glasoberflächen für Spiele des Lichts. Die Vögel unterscheiden die Reflexe nicht von der Realität, sie sehen nicht die Hindernisse aus Glas, und oft verenden sie, wenn sie dagegen fliegen. Man schätzt, dass jedes Jahr Hunderttausende von ihnen aus diesem Grund sterben. Das Massensterben der Vögel im Sommer 1999 aber war wirklich beeindruckend. Doch außer den Passanten fanden nicht einmal die Gesundheitsbehörden die Angelegenheit sonderlich alarmierend.

DAS RÄTSEL DER SCHWARZEN KRÄHEN

Die Erste, die verstand, dass etwas Ungewöhnliches geschah, war Tracey McNamara, Tierärztin im Dienst des Zoos der Bronx, einem sehr weiten Park, der mehr als 6000 Tierarten beherbergt. McNamara war Anatomin, die sich mit Fragen der Pathologie beschäftigte.

DAS RÄTSEL DER SCHWARZEN KRÄHEN

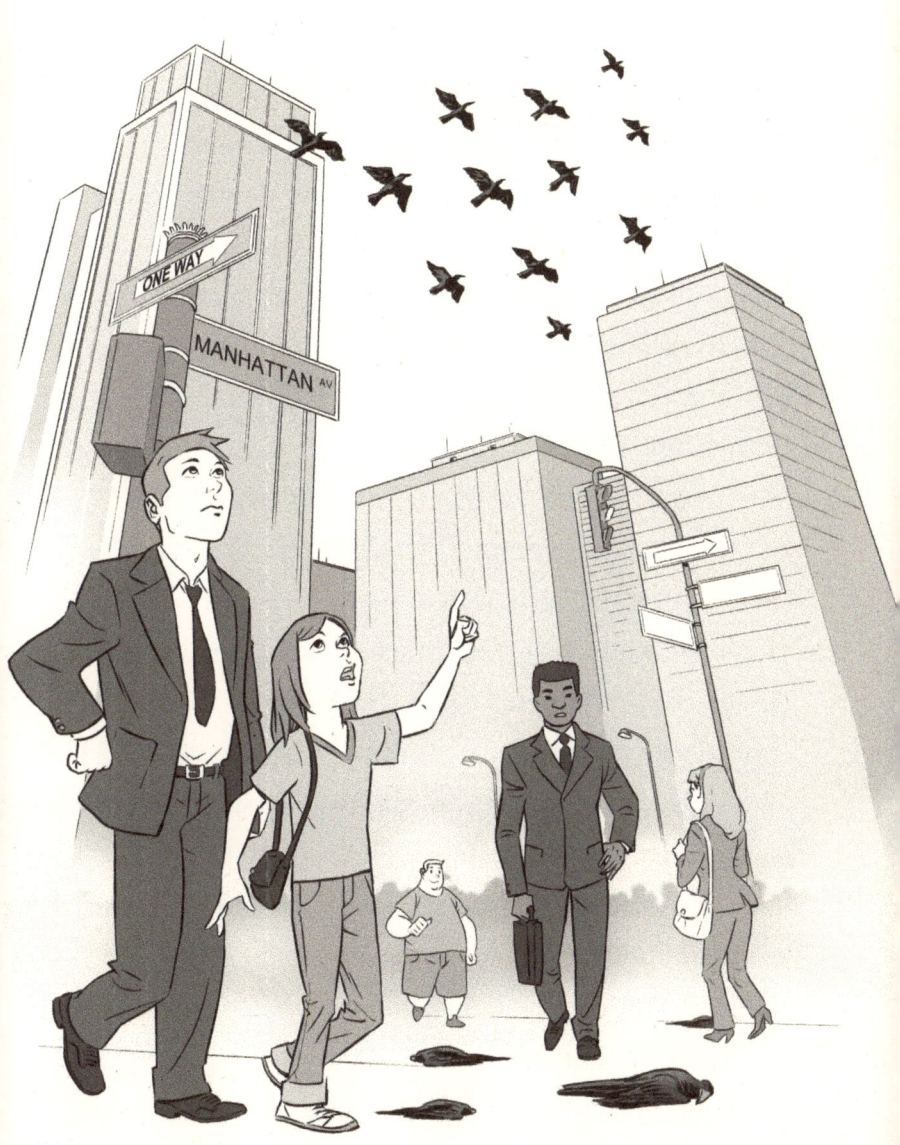

Ihre Aufgabe war es, die Todesfälle der Zootiere zu untersuchen, um zu verstehen, ob es natürliche Tode waren oder diese aufgrund irgendeiner Krankheit erfolgten. In diesem Moment waren es nun aber nicht ihre Tiere, wie, zum Beispiel, die Tiger, die Flamingos und die Elefanten, die ihre Aufmerksamkeit weckten, sondern die kleinen schwarzen Körper, welche die Erde in der Umgebung des Parks wie Punkte bedeckten. Es waren, mit wenigen Ausnahmen, Rabenvögel: eine verdächtige Übereinstimmung. Natürlich wusste Frau McNamara als gute New Yorkerin, dass diese Krähen an Hochhäusern zu Tode gekommen sein konnten. So wie sie als gute Tierärztin wusste, dass Vögel zarte Tiere sind, empfindlich gegenüber brüskem klimatischem Wandel, den kalten Temperaturen des Winters. Doch das Klima war mild in jener Periode, und die Temperaturen rechtfertigten nicht alle diese Toten. Und dann: Wieso waren gewissermaßen nur Krähen betroffen? **Man konnte nicht ausschließen, dass die Ursache ein Virus ist**, und das wäre ein ziemlich großes Problem für McNamara gewesen, denn auch die Tiere des Zoos hätten krank werden können.

Dann, Anfang September, bewahrheitete sich genau das, was die Tierärztin befürchtete: Drei Flamingos des Zoos starben unvorhergesehen, danach ein Fasan, ein Adler und ein Kormoran. Frau McNamara führte sofort Autopsien ihrer Körper durch und fand heraus, dass alle Opfer Schädigungen des Gehirns aufwiesen. Diese Indizien beseitigten auch die letzten Zweifel: Es war ziemlich sicher, dass die vier Tiere von einem Virus oder einem anderen **Krankheitserreger** befallen waren. Nun begannen die Untersuchungen, um herauszufinden, um was es sich handeln könnte. McNamara schickte Gewebeproben an verschiedene staatliche Laboratorien, die Tests durchführten, mit denen man die bekanntesten und am weitesten verbreiteten Viren bestimmen kann, aber jedes Mal war das Ergebnis negativ und das Rätsel wurde undurchdringlicher.

In der Zwischenzeit gab es in der Stadt einen anderen Alarm. Diesmal betraf es Menschen: An einem einzigen Wochenende erkrankten acht Personen an Enzephalitis, einer schweren Entzündung des Gehirns. Es war eine beunruhigende Nachricht, angesichts der Tatsache, dass normalerweise im Laufe eines ganzen Jahres nicht mehr als zehn Fälle der atypischen Enzephalitis auftraten. **Erneut konnte es sich nicht um einen Zufall handeln.** Es wurden auch bei den menschlichen Patienten verschiedene Tests durchgeführt, die zu keinem sicheren Ergebnis führten. Und während sich die Forscher den Kopf zerbrachen, ohne Antworten zu finden, stiegen die Fälle der Enzephalitis weiter an, und das Massensterben der Vögel hörte nicht auf.

Frau McNamara dachte intuitiv, dass es zwischen diesen beiden Phänomenen eine Verbindung geben könnte, vielleicht sogar eine gemeinsame Ursache. Sie verlangte neue Tests, auch auf Viren, die weniger verbreitet sind. Und die Antwort war erschütternd: Nicht nur war das Virus, das Menschen und Vögel getroffen hatte, dasselbe, sondern sein Name war West-Nil-Virus.

> **PATHOGENE UND APATHOGENE MIKROORGANISMEN**
>
> Wenn Viren und Bakterien die Zellen eines Wirtsorganismus infizieren, können sie Krankheiten auslösen. In diesem Fall klassifizieren die Wissenschaftler sie als **pathogene** Mikroorganismen. Ein großer Teil der Viren und Bakterien lebt aber mit dem Wirtsorganismus zusammen, ohne ihm irgendein offensichtliches Problem zu bescheren, ja, im Gegenteil, sehr oft sind sie nützlich für dessen Überleben. Zum Beispiel ist eine Menge von Bakterien, die in unserem Darm leben, ganz wichtig für unser Wohlergehen; sie werden mikrobielle Darmflora genannt. Die Mikroorganismen, die nicht für Krankheiten verantwortlich sind, wie diese und andere, werden als **apathogen** klassifiziert.

DAS VIRUS, DAS AUS DER FERNE KAM

Das Staunen der Forscher war verständlich: Bis zu diesem Moment hatte es nie Fälle von West-Nil-Fieber in den USA gegeben. Im Gegenteil: In der westlichen Hemisphäre galt die *West-Nile-Disease* als eine „exotische" Krankheit, die vor allem die afrikanischen Länder betraf. Das Virus war in der Tat zum ersten Mal 1937 in Uganda **isoliert** worden, in einer als „West-Nil" beschriebenen Zone. Die Forscher damals hatten herausgefunden, dass sich sowohl Menschen als auch Vögel infizieren können, aber nach den ersten Berichten gab es für Jahre keine Nachrichten mehr davon. In der Folge kam es zu kleinen Epidemien in einigen afrikanischen und in anderen Ländern des Mittelmeerraums, aber im Allgemeinen stand das West-Nil-Virus nicht oben auf der Liste der Sorgen der Virologen. Vor allem schien es unwahrscheinlich, dass das Virus den Atlantischen Ozean überqueren und in Amerika an Land gehen könnte. Wie kam es also nach New York?

WAS BEDEUTET, EIN VIRUS ISOLIEREN?

Ein Virus zu isolieren bedeutet, wie das Wort nahelegt: es vom Organismus, in dem es bewirtet ist, „zu trennen". Gewöhnlich macht man das, um das Virus dazu zu bringen, sich im Labor zu replizieren, um es so untersuchen zu können.

Um ein Virus zu isolieren, braucht man von einem infizierten Subjekt eine **Probe**: Blut, Gewebe oder Speichel (oder Blätter und Pflanzensaft im Falle von Pflanzenviren). Mit einem komplizierten Verfahren beseitigen die Forscher unnützes Material, das in der Probe enthalten ist, wie, zum Beispiel, die Zellen des Wirtsorganismus und möglicherweise Bakterien. Danach

inokulieren sie (das heißt, sie führen es ein) das restliche Material in eine Gruppe eigens dafür vorbereiteter Zellen, damit das Virus sich reproduzieren und untersucht werden kann. Eine Falle, die nicht schlecht ist, oder?

Außer dieser Methode existieren andere Mittel, um eine Viruskrankheit zu bestimmen, wie zum Beispiel **molekulare Tests**. Diese Tests suchen direkt nach dem Virusgenom in den Proben, die von den infizierten Subjekten entnommen wurden. Sie funktionieren wie Sonden, ähnlich wie Magneten, die in der Lage sind, das innere Genom herauszuziehen.

Dann gibt es noch die **Antigentests**, die stattdessen die Antigene der Viren – das bedeutet, ihre äußersten Teile – erfassen.

VIRUS-DETEKTIVE

Um hoffen zu können, den Ausbruch einer Epidemie zu verhindern, ist es wichtig herauszufinden, wo die Viren ihren Ursprung haben. Und dieses Mal hatten die Forscher einen Weg, denn sie wussten, dass das West-Nil-Virus, wie viele andere, **von Stechmücken übertragen** wird. Daher war es denkbar, dass Larven infizierter Steckmücken von einem anderen Kontinent eingeschleppt worden waren. Nach der Suche in verschiedene Richtungen wies der Verdacht auf einige Handelsschiffe hin, die von einer Küste des Ozeans zur anderen fuhren; und speziell auf jene, die alte Reifen zur Wiederaufarbeitung über den Atlantik transportierten.

Für den Transport von Waren mit dem Schiff gibt es strenge Regeln, gerade um zu verhindern, dass infizierte Stechmücken von einem Land zum anderen reisen: Regeln wie jene, jede Ansammlung von stehendem Wasser oder Regenwasser in den unterschiedlichen Teilen der Schiffe zu vermeiden, in den Verpackungen und jedem Behälter. Aber habt ihr schon mal versucht, eine Plane, in der das Wasser steht, zu entleeren? Es ist fast unmöglich, weil an der tiefsten Stelle immer irgendein Rest übrigbleibt. So war es auch bei den Reifen, die, nachdem sie aufgearbeitet worden waren, oft im Regen gelassen wurden und sich zu Sammelbecken für die Larven von Stechmücken verwandelt hatten.

Bald aber eröffnete sich noch eine andere Spur für die Forscher: Das Virus konnte auch mit einer infizierten Person aus einem anderen Teil der Welt eingereist sein, wahrscheinlich mit dem Flugzeug.

Kurzum, die Forscher und die Gesundheitsbehörden wurden sich dessen bewusst, dass das West-Nil-Virus mehr als eine Gelegenheit hatte, sich unbemerkt von einem Teil des Planeten zum anderen zu bewegen und sich zu verbreiten.

DER ENDEMISCHE ZYKLUS DES WEST-NIL-VIRUS: WENN EIN VIRUS SEINE ZELTE IN DER STADT AUFSCHLÄGT

Aber die schlechten Nachrichten waren noch nicht vorbei. Durch Proben, die im Umkreis der Stadt entnommen wurden, fanden die Forscher heraus, dass das West-Nil-Virus sich schon stabil in New York heimisch gemacht und sich die Stadt als praktisch ideales Milieu für es erwiesen hatte. Die Abwasserkanäle, die U-Bahn und ganz allgemein die Keller der Stadt wimmelten von Mücken, die schon in Kontakt mit dem Virus gekommen waren und es bewirten konnten. Und auch die Vögel der Stadt, vor allem die Krähen und andere Vögel derselben Familie, hatten sich als sehr gute Wirte erwiesen. Jeder Versuch, die Verbreitung zu unterbinden, wäre nutzlos gewesen.

Es war die gemeinsame Anwesenheit von Vögeln und Stechmücken, was die Verbreitung und Verwurzelung des Virus in der Stadt garantierte. Jeder der beiden Wirte hatte eine Schlüsselrolle. Die Mücken waren die **Vektor-Wirte**, das heißt, buchstäblich die Flügel, die das Virus herumtrugen; die Vögel waren die **Reservoir-Wirte**, das heißt, Organismen, in denen das Virus sich erfolgreich in beachtlicher Zahl vervielfältigte. Die infizierten Mücken übertrugen das Virus auf die Vögel, indem sie sie stachen, aber die infizierten Vögel übertrugen in einem ununterbrochenen Prozess ihrerseits das Virus auf die Mücken, wenn sie gestochen wurden. In diesem perfekten Mechanismus spielen die Menschen eine zweitrangige Rolle, weil sie **End-Wirte** sind, das heißt, sie können krank werden, aber sie sind nicht in der Lage, das Virus an andere Individuen zu übertragen. Dasselbe geschieht den Pferden; auch sie waren hart von der Krankheit in den Vereinigten Staaten getroffen.

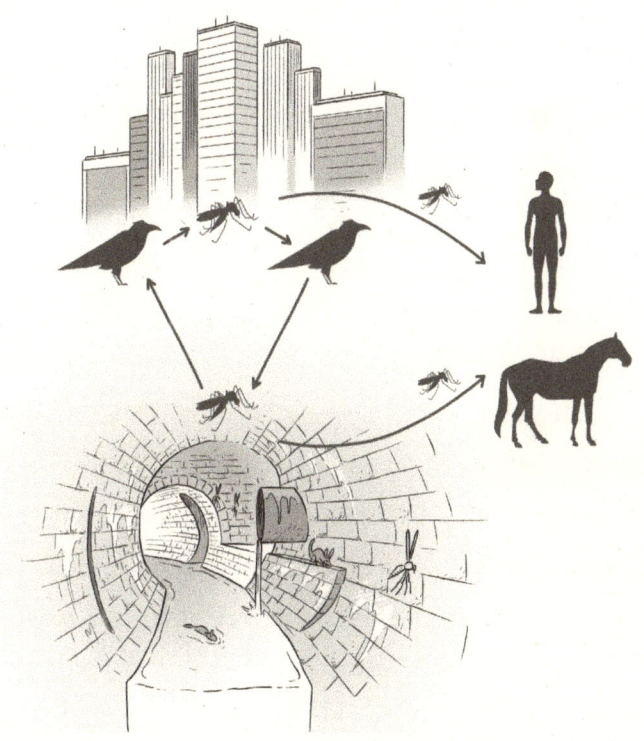

Das West-Nil-Virus in New York: der Zyklus der Übertragung.

Alles in allem ein Schlamassel: Das West-Nil-Virus ist **endemisch** geworden dank des dauerhaften Austauschs zwischen Vögeln und Mücken, und jetzt ist undenkbar, es auszurotten.

Vier Jahre nach seiner Entdeckung hat es sich tatsächlich schon in den ganzen Vereinigten Staaten verbreitet. Immer mehr Personen erkranken, auch sie infiziert von Stechmücken. Glücklicherweise verläuft die Krankheit in 80 Prozent der Fälle **ohne Symptome**, während 15 bis 20 Prozent der Angesteckten ein Syndrom ähnlich der Grippe zeigen, das West-Nil-Fieber genannt wird. Aber ein Prozent, vor allem unter den Schwächeren, entwickelt neurologische Symptome wie eine Enzephalitis.

Heute ist das West-Nil-Virus eine Realität, mit der zusammenzuleben nicht nur in den Vereinigten Staaten notwendig ist, sondern auch in Europa. Zurzeit gibt es keinen Impfstoff für den Menschen, und es gibt auch keine speziell wirksamen Behandlungen. Für die Gemeinschaft der Wissenschaftler, die Gesundheitsbehörden und ganz allgemein den ganzen Westen (der sich vor den Krankheiten geschützt hält, welche weniger entwickelte Länder heimsuchen), läutet sein Erscheinen eine **Alarmglocke**. In einer Welt, in der ein bedeutender Teil der Bevölkerung reist und sich häufig mit dem Flugzeug an andere Orte begibt, die Schiffe die Ozeane vor und zurück durchpflügen, und der Austausch schnell und ununterbrochen erfolgt, ist es absurd anzunehmen, es existierten „exotische" Krankheiten. Stattdessen kann auch das kleinste Ereignis in einem weit entfernten Winkel des Planeten alle betreffen.

DIE VIREN FLORIEREN

~~~~~~~~~~~~~~~~~~~~~~~~~~~~~~~~

DIE KRANKHEIT DER MEERESSCHILDKRÖTE

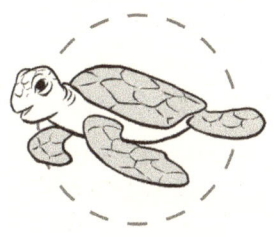

Im Juli 2018 erreichte mich der Brief einer Studentin aus Rom, Costanza. Ich erhalte oft Nachrichten von Studenten, die von Zweifeln befallen sind und mich um Rat fragen, wie sie ihr Studium weiterführen sollen, in der Universität und danach. Sie sind alle voller Hoffnungen und Begeisterung. Der Brief von Costanza aber berührte mich, weil er eine unglaubliche Leidenschaft zeigte, mitreißend und ... ansteckend!

Costanza hatte Italien mit 18 Jahren verlassen, um ein dreijähriges **Zoologie**-Studium an der Queen Mary Universität in London zu absolvieren. Sie liebte die Tiere, und deren Wohlergehen lag ihr am Herzen. Daher träumte sie davon, Tierärztin zu werden. Im Verlauf der Seminare hatte sie eine Leidenschaft für die Mikrobiologie entwickelt, für Viren und Parasiten, weil sich – was häufig geschieht – **beim Studium die Horizonte erweitern und die Ziele ehrgeiziger werden**. Costanza wollte sich immer noch mit dem Wohlergehen der Tiere beschäftigen, aber nicht mehr, indem sie jedes Mal ein einzelnes behandelt, sondern sie dachte viel größer: Sie wollte die Viren bekämpfen, welche das Überleben der **Wildtiere** bedrohten. Sie wollte die Umweltfaktoren erforschen, welche die Ausbreitung von Epidemien begünstigen, und die Zoonosen studieren, das heißt, den Übersprung der Viren von den Tieren auf den Menschen. Zu diesem Zweck hatte sie einen Antrag auf Zulassung zum Masterstudium in **Conservation Science** am Imperial College in London gestellt und war zu ihrer großen Freude angenommen worden.

> **CONSERVATION SCIENCE**
>
> Conservation Science, was auf Deutsch „Wissenschaft der Erhaltung" bedeutet, ist ein Zweig der Wissenschaften, der sich mit dem Studium und Verstehen der natürlichen Umwelt beschäftigt, um sie zu erhalten.[1] Das Erhalten der natürlichen Umwelten ist tatsächlich wichtig für das Überleben der Ökosysteme, einschließlich derer, an denen auch wir teilhaben.

---

[1] Anm. d. Übersetzers: An deutschsprachigen Universitäten werden ähnliche Studiengänge unter dem Namen *Umweltwissenschaften* angeboten.

DIE VIREN FLORIEREN

Für ihre Masterarbeit hatte Costanza eine lange Reise nach Costa Rica unternommen: Zwei abenteuerliche Monate, in denen sie die großen Naturparks in ihrer Breite und Länge durchquert hatte, um eine Untersuchung über die Parasiten, die Klammeraffen und Brüllaffen befallen, durchzuführen. Sie kehrte mit einer beeindruckenden Ernte an Daten und noch größerer Begeisterung zurück.

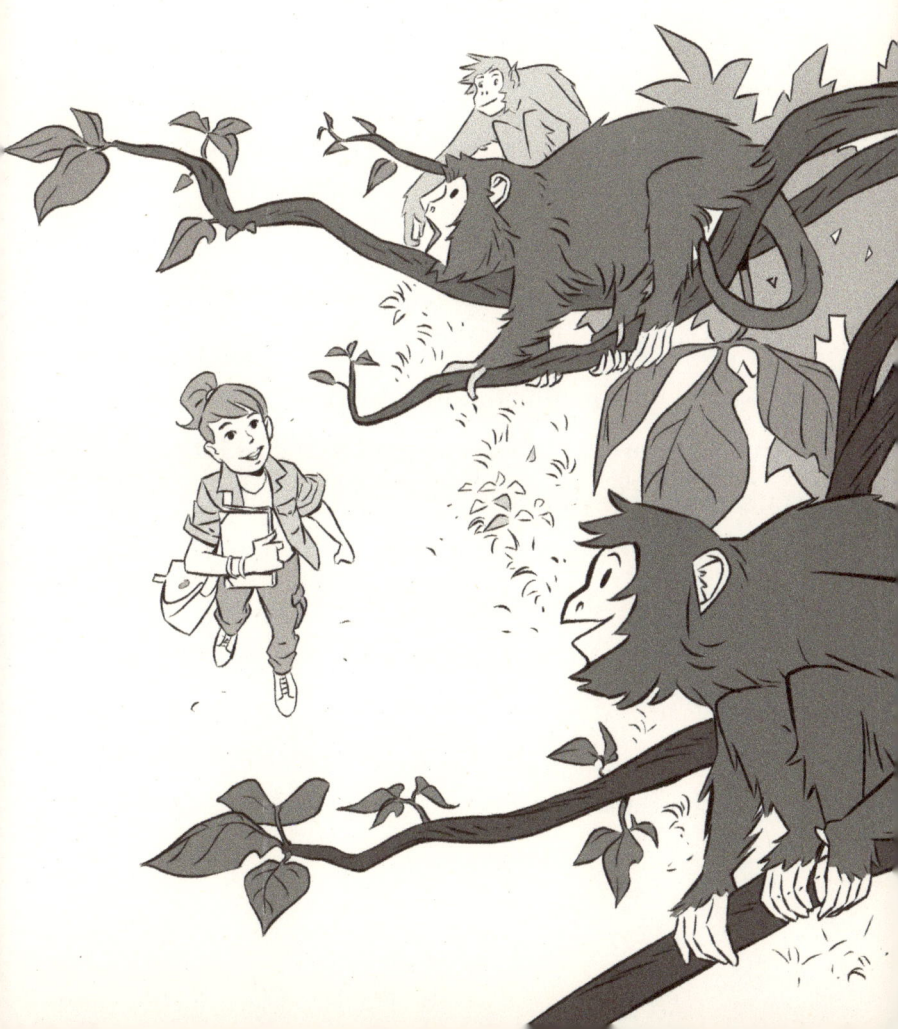

Jetzt aber fand sie sich an einem Scheideweg. Was soll sie tun nach dieser Studie? Weiter eine akademische Laufbahn verfolgen, eine Arbeit in einer Klinik oder einem Labor suchen, oder weiter forschen?

Hier will ich einen Teil von Costanzas Brief mit dir teilen, den ich besonders mag. Lies selbst:

Ich erzähle Ihnen das, um Ihnen zu zeigen, wie sehr ich von den Themen begeistert bin und wie viele Ziele ich habe, mehr als ich in meinen Studien und Forschungen bewältigen kann. Ich weiß nicht einmal, wo ich mit der Suche anfangen soll, so zahlreich sind die Sachen, die ich gern machen würde!

„So viel Zähigkeit und Hingabe dürfen nicht verschwendet werden!", sagte ich mir. Daher beschloss ich, Kontakt mit Costanza aufzunehmen, um ihr vorzuschlagen, in meiner Abteilung an der Universität von Florida zu forschen. Costanza ließ sich das nicht zweimal sagen. Jetzt arbeitet sie seit zwei Jahren mit mir, und sie hat sich als eine brillante Forscherin erwiesen, vielseitig und in der Lage, mich zu überraschen. Für ihr Doktorat hat sie ein faszinierendes und löbliches Projekt beantragt. Sie hat sich entschieden, sich mit einer Notlage zu beschäftigen, über die man wenig spricht, die aber eine schwere Bedrohung darstellt und auch für die Menschheit alarmierend ist: die Explosion der Tumorerkrankungen unter den Meeresschildkröten.

DIE VIREN MIT DER TARNKAPPE

Tumorerkrankungen von Schildkröten waren schon im vorigen Jahrhundert mehrere Male festgestellt worden, aber in jüngster Zeit sind wir Zeugen einer **Zunahme**, das heißt, einer Verschlechterung. Im Jahre 2014 sind etwa einhundert Schildkröten im Turtle Krankenhaus von Marathon, Florida, aufgenommen worden. 2016 haben sich dann die Tumoren auch bei Exemplaren in einem anderen Teilen der Welt gezeigt, entlang des australischen Korallenriffs. 2018 wiesen 50 Prozent der grünen Meeresschildkröten in der Zone der Insel Curacao, in der Karibik, Anzeichen der Krankheit auf. Als die Analyse auf andere Gegenden ausgedehnt wurde, trat ein besorgniserregender Tatbestand zutage: Die Krankheit hatte sich auch in Hawaii und in Indonesien verbreitet. Alles in allem, es gab erkrankte Schildkröten an sehr vielen Punkten des Planeten.

Die befallenen Tiere wiesen schreckliche Schädigungen auf. Stell dir Wucherungen vor, ähnlich einem Blumenkohl, die in ungezügelter Weise auf dem Panzer (also auf der Haut) wachsen, vom Mund, über die Augen, bis zu den Flossen. Ich weiß, daran zu denken ekelt dich vielleicht, aber ein Wissenschaftler macht vor nichts Halt!

Diese Auswüchse, die man korrekter Wucherungen nennt, sind tödlich, vor allem, wenn sie die **Sinnesorgane** betreffen, weil die Schildkröten dann die Fähigkeit verlieren, sich zu orientieren. Sie sind nicht mehr in der Lage, auf der Suche nach wärmeren Strömungen lange Reisen zu unternehmen; sie können sich nicht mehr mit Nahrung versorgen.

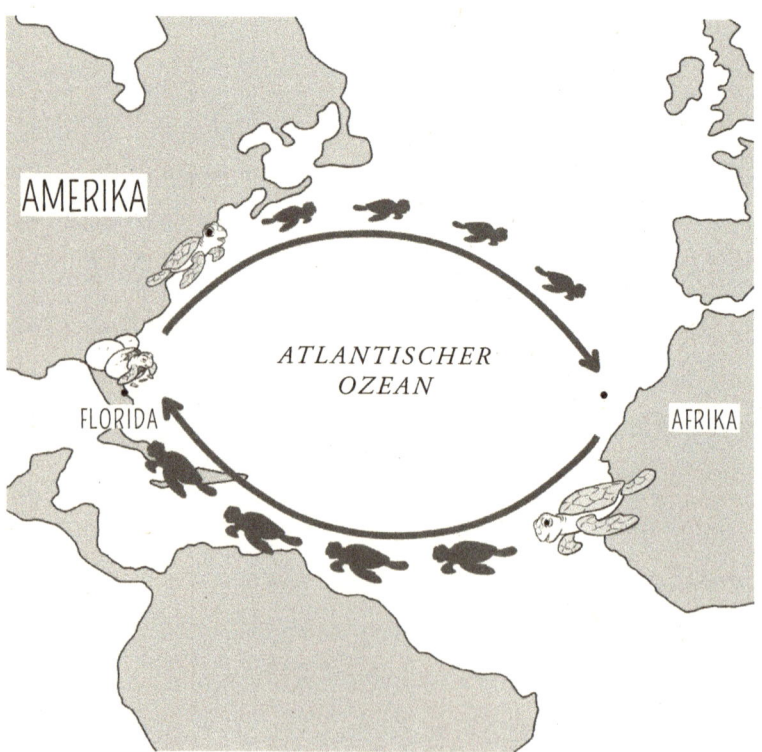

Die lange Wanderung der Meeresschildkröten über den Atlantik.

Es handelt sich um die Fibropapillomatose, verursacht durch ein Herpes-Virus, das nur die Schildkröten befällt. Die Herpes-Viren sind aber eine große Familie und in der Lage ganz viele Arten zu infizieren, auch die Menschen. Wusstest du, zum Beispiel, dass die **Windpocken durch eines von ihnen verursacht** werden? Wie übrigens auch der **Lippen-Herpes**, oder jene kleinen **Geschwüre** auf den Lippen, die gewöhnlich „Fieberbläschen" genannt werden.

> **LIPPEN-HERPES**
> Der Lippen-Herpes ist eine gutartige Infektion, verursacht vom Herpes simplex Virus.
> Generell trifft es Menschen im zarten Alter, vor dem sechsten Lebensjahr, und es zeigt sich durch kleine Geschwüre auf der Lippe. Einmal in die Zellen des Organismus eingedrungen, findet das Herpes simplex Virus seine Zuflucht in einem kleinen Nervenknoten eines wichtigen Gesichtsnervs, genannt Trigeminus. Das Virus kann verborgen bleiben, bis ein äußerer Faktor das Immunsystem des Wirts beeinflusst: Es reicht plötzliche Kälte oder ein Sonnenbrand, aber auch ein Schreck oder irgendeine Form von Stress, dass es geweckt wird und sich auf deiner Lippe zurückmeldet. Es ist kein Zufall, dass die Herpes-Viren in wärmeren oder kälteren Perioden wieder Lebenszeichen geben, oder ganz allgemein, wenn der Organismus besonders ermüdet wird.

Uns Virologen bereiten die Herpes-Viren echten Kummer, weil ... sie eine wirkliche und eigenartige Plage sind: Was machen sie, wenn sie einmal in den Organismus eingedrungen sind? Sie schlagen Wurzeln und wollen nicht mehr gehen. Mit einigen von ihnen leben wir zusammen, ohne uns dessen bewusst zu werden. Und als ob sie sich **in eine Tarnkappe hüllen, die sie unsichtbar macht, verstecken sie sich in unserem Organismus** und liegen auf der Lauer. Der wissenschaftliche Ausdruck, um diesen Zustand zu definieren, lautet **Latenz**. Ein latentes Virus ist ein Virus, das sich nicht zeigt, es gibt keine Signale seiner Anwesenheit, auch wenn es den Wirt infiziert: Es richtet im Augenblick **keinen Schaden** an. Herpes-Viren können für sehr lange Zeiten latent bleiben. Gewöhnlich tauchen sie wieder auf, wenn wir schwächer sind, in Perioden großen Stresses und ganz allgemein, wenn unser Immunsystem nicht so funktioniert, wie es sollte. Wenn sie freie Bahn finden, dann entledigen sie sich ihrer Tarnkappe, wachen wieder auf und wandern in die Wirtszellen. Von da können sie unterschiedliche, mehr oder weniger schwerwiegende Phänomene in Gang setzen wie die Geschwülste der Schildkröten, die bekannten „Fieberbläschen" auf den Lippen, oder, wie im Fall der **Aujeszkyschen Krankheit**, auch tödliche Krankheiten.

DIE AUJESZKYSCHE KRANKHEIT

Eine andere, von einem Herpes-Virus verursachte Krankheit ist die Aujeszkysche Krankheit, die typischerweise bei Schweinen auftritt. Aber im Unterschied zu anderen Herpes-Viren, die nur schwer von einer Spezies zur anderen überspringen, kann das für diese Krankheit verantwortliche Virus auch andere Arten wie Hunde, Katzen, Bären, Tiger und Löwen infizieren. Der Übersprung erfolgt, wenn fleischfressende Tiere infiziertes Fleisch fressen. Wenn es den Speziessprung vollzieht, verhält sich das Virus der Aujeszkyschen Krankheit in einer speziellen Weise. Während es in den Schweinen nur leichte Symptome auslöst und mit seinem Wirt in einem Zustand der Latenz zusammenlebt, ist es in anderen Tieren Anlass für aggressive Formen. Es greift das Nervensystem und das Gehirn an, löst schwere Fälle von Enzephalitis aus, führt zu Formen akuten Juckreizes, der die betroffenen Tiere dazu bringt, sich bis zur Qual zu kratzen, und führt unvermeidlich zum Tod.

DAS STRESSIGE LEBEN DER SCHILDKRÖTEN

Meeresschildkröten sind zarte Wesen, die in einem empfindlichen Gleichgewicht leben. Jede kleine Änderung kann für sie große **Rückwirkungen** haben. Vor allem: Es sind Reptilien, und daher spüren sie jede Temperaturschwankung und, ganz allgemein, Klimaveränderung ganz stark. Mit der globalen Erwärmung sind manche Lebensräume –

zum Beispiel die Strände, an denen die Schildkröten ihre Eier ablegen – für sie unwirtlich geworden.

Aber das ist nicht alles: Es kann auch geschehen, dass sich mit der Temperaturerhöhung Algen vermehren, die **Giftstoffe** in das Wasser der Ozeane ausscheiden. Wenn diese Substanzen in großer Menge und über lange Zeit dort sind, schwächen sie das **Immunsystem der Schildkröten**.

Ein weiterer Faktor, der ihr Leben erschwert, ist die Verschmutzung, die durch die Entstehung oder Ausdehnung der Städte entlang der Küsten bedingt ist, durch den starken Schiffsverkehr und die Abfälle, die unkontrolliert ins Wasser entsorgt werden. Die Folgen sind verheerend. Die Schildkröten schlucken Mikroplastik, sind andauernd in Kontakt mit Ölresten und anderen giftigen Stoffen, und oft finden sie keine Nahrung, weil die Algen, von denen sie sich ernähren, nicht gut gedeihen.

Als ob das noch nicht genug wäre, sind die Schildkröten oft das Ziel von Wilderern, obwohl sie fast überall auf der Welt als geschützte Tiere gelten.

Dieses schreckliche Szenario, in dem die Tiere großem Stress und Leid ausgesetzt sind, ist offensichtlich günstig für die Fibropapillomatose. Wenn sich das Immunsystem der Schildkröten schwächt, kann das Virus seine Tarnkappe und seinen Schlafzustand aufgeben, die

Zellen seiner Wirte angreifen und die Tumoren verursachen.

Die Fibropapillomatose ist unter einigen Schildkrötenarten verbreitet, aber allein richtet sie keine großen Schäden an. Wir wissen, zum Beispiel, dass die Schildkröten, die in nichtverschmutzten Umgebungen leben, fast immer einfach gesunde Träger des Virus bleiben. Die wichtigste Ursache der klinischen Krankheit der Schildkröten ist daher nicht allein unter den Herpes-Viren zu suchen, sondern unter den Umweltfaktoren, den **Handlungen des Menschen, der die Ökosysteme verändert und zerstört, ohne sich über die Folgen für Fauna und Flora Gedanken zu machen.**

Das ist der Grund, warum Costanza mich stolz gemacht hat, als sie die Krankheiten der Schildkröten als Forschungsgegenstand für ihre Doktorarbeit gewählt hat. Es ist ein wichtiges Thema und der größten Aufmerksamkeit wert. Es betrifft nicht allein die Gesundheit der Tiere, sondern bezieht uns alle direkt ein: Es ist ein Warnsignal für den äußerst schlechten Gesundheitszustand, in dem sich unsere Ozeane befinden, und zeigt uns, wie Klimawandel und Verschmutzung unsichtbare und unerwartete Rückwirkungen haben.

Die Forschung von Costanza zeigt einmal mehr die direkte Verbindung zwischen der Gesundheit der Umwelt

DIE VIREN FLORIEREN

und jener der Tiere, einschließlich der Menschen. Wenn wir ihre Lebensräume nicht respektieren, leiden Fauna und Flora in der einen oder anderen Weise. Wenn wir das natürliche Gleichgewicht gefährden, können die Schäden sich in unterschiedlichen Formen zeigen, auch unvorhersehbaren. Es ist grundlegend für unsere Zukunft, nicht nur die der Schildkröten, diese Beziehung zwischen Ursache und Wirkung zu verstehen und ein Verhalten anzunehmen, das nachhaltiger, also respektvoller der Umwelt gegenüber, ist.

VIREN BEFALLEN (AUCH) PFLANZEN

DIE BÜSCHELGIPFELKRANKHEIT DER BANANEN

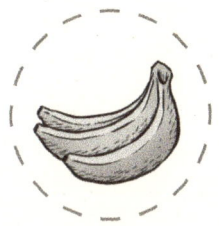

Wenn man von Viren spricht, denkt man vor allem an Krankheiten, die Menschen, höchstens noch Tiere, befallen. Außer Landwirten und Forschern wissen nur wenige Leute, dass eine große Zahl von Viren existieren, die Pflanzen infizieren können. Und auch die wenigen, die das wissen, unterschätzen gewöhnlich das Problem. Doch Pflanzenviren können verheerende Wirkungen haben und das Leben Tausender Menschen betreffen, auch unseres.

Das ist es, was das Banana Bunchy Top Virus (dt. Büschelgipfel-Virus) gemacht hat, ein Virus der Familie der Babuviren. Wenn du eine Idee davon bekommen willst, wie groß die Katastrophe war, versuche mit mir die Reise einer Banane zurückzuverfolgen; eine jener, die du jeden Tag im Supermarkt oder beim Obsthändler findest. Bevor sie auf dem Obststand landet, ist jene Banane sicher durch einen der großen Handels- und Umschlaghäfen Europas gekommen, und vorher war sie lange auf Überfahrt, denn sie ist in Zentralafrika gestartet. Dort finden sich die größten Plantagen. Stell dir unendliche Reihen von Bananen jeder Sorte vor: Außer den gelben, die wir essen, gibt es andere; grüne und viel härtere, zum Beispiel, die gekocht gegessen werden. Die örtliche Bevölkerung lebt von den Bananen, nicht nur, weil sie sie exportieren, sondern weil sie sie jeden Tag essen: Sie sind ein wesentlicher Bestandteil ihrer Ernährung, so wie es für uns der Reis oder das Brot sind.

BANANEN-MASSAKER

Ich wette, als du dir die Bananenplantagen vorgestellt hast, sind vor deinem inneren Auge weite Flächen hoher Pflanzen erschienen, grün und blühend. Versuche dir jetzt eine ganz andere Szene vorzustellen: Die Bananenpflanzen sind verwelkt, verfault, und sie geben einen schwindelerregenden Modergeruch ab. Keine von ihnen ist verschont: Die ganze Plantage ist zerstört.

All dies kann geschehen – und geschieht wirklich – innerhalb weniger Wochen. Verantwortlich für diese Massaker unter den Pflanzen ist das Banana Bunchy Top Virus. Es hat seinen Namen von den Schädigungen der „Büschel" (*bunch* auf Englisch), die es an den zartesten Blättern der Pflanzen hervorruft.

Wenn es sich auf einem Stück Land breitmacht, gibt es keine Rettung: Die Pflanzen sterben, und es gibt kein Mittel, sie zu erhalten. Die Plantagen werden aufgegeben, die Arbeiter verlieren ihre Beschäftigung, das Volk hat nichts

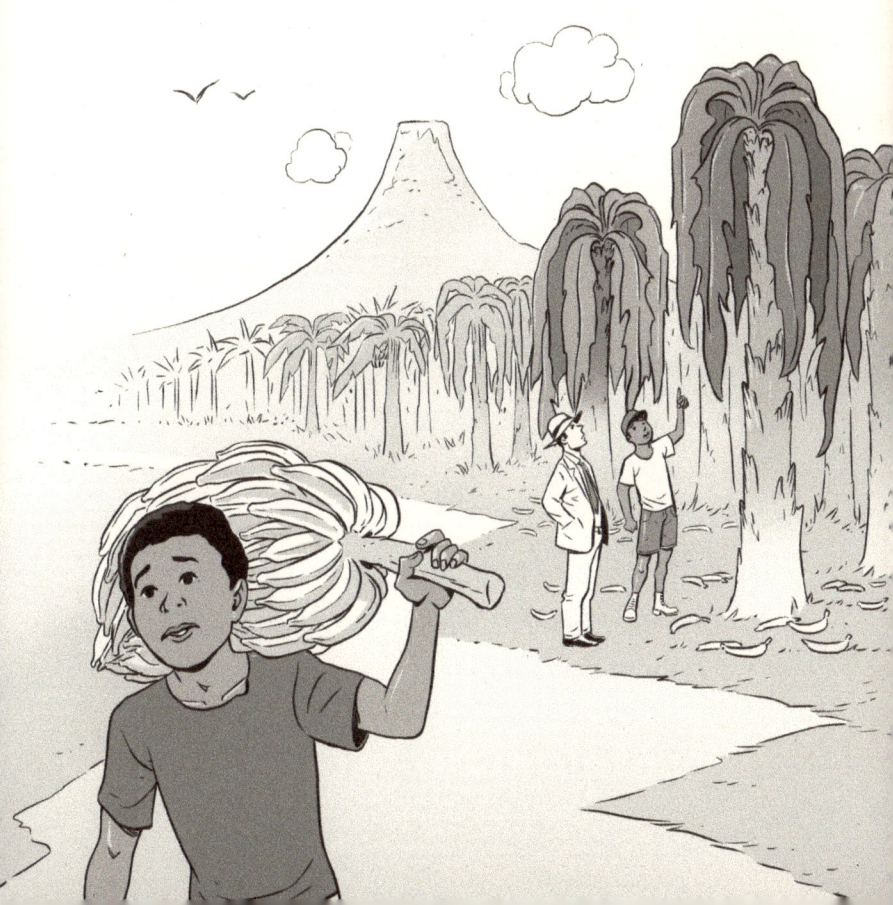

mehr, von dem es sich ernähren kann. Die Familien ziehen massenweise weg, ganze Dörfer werden verlassen: Das sind die Migrationen, von denen wir so viel hören. Was sonst könnte die betroffene Bevölkerung tun, als sich auf den Weg zu machen, um eine Welt zu suchen, in der sie überleben kann?

TÜCKISCHE BLATTLÄUSE

Es scheint unglaublich, aber es ist so: Ein Pflanzenvirus führt zu Armut, Hunger und verzweifelten Wanderbewegungen. Wie hat das Banana Bunchy Top Virus das geschafft? Vor allem musst du wissen, dass es ein **sehr schlaues Virus** ist, weil es die Pflanze in ihren Lebenszentren trifft: Es blockiert praktisch jeden Funktionsmechanismus. Und dann hat es, wie die Viren der Menschen und Tiere, einen **Vektor** gefunden. Eine Blattlaus, genannt *Pentalonia nigronervosa*. Um eine Idee zu haben, wie das vor sich geht, denke an die winzigen Läuschen, die oft die Rosen verseuchen. Es handelt sich um einen Parasiten, der sich an eine Pflanze heftet, um von ihr Nahrung zu saugen, und bei der Gelegenheit überträgt er das tödliche Virus.

Das Virus wandert also nicht selbständig von einer Pflanze zur anderen, sondern bewegt sich auf den Läusen, die ihrerseits weder fliegen noch laufen, sondern von Menschen und anderen Tieren herumgetragen werden, die sich in den Plantagen bewegen.

Wenn eine Pflanze vom Virus getroffen wird, ist das einzige Mittel, das wir haben, die Läuse mit Pestiziden zu töten, um zu verhindern, dass sie sich verbreiten, oder die Bäume zu fällen. Aber leider schafft man nur, die Ausbreitung der Krankheit zu verzögern, nicht sie zu beenden.

DAS TABAKMOSAIKVIRUS

Ein anderes Virus, das verheerende Schäden unter Pflanzen anrichten kann, ist das Tabakmosaikvirus. Die ersten Hinweise auf sein Auftreten kamen aus Südamerika, besonders Kolumbien. Die örtlichen Produzenten beschrieben das Phänomen mit dem Wort *Amulatiamento*. Die Blätter der Tabakpflanzen bedeckten sich mit ganz vielen kleinen Flecken, *Mulatas*, die unterschiedlich stark bräunlich getönt waren und das typische Muster eines Mosaiks hatten. Da die Blätter des Tabaks, die vor allem für die Herstellung von Zigarren verwendet wurden, exportiert wurden, verbreitete sich die Krankheit des Amulatiamento auch auf den europäischen Plantagen, speziell den holländischen und deutschen. Es war in der Mitte des 19. Jahrhunderts: Zu der Zeit wusste man so gut wie nichts über Viren, ja, man ahnte nicht einmal, dass sie existieren. **Das Wissen über die Welt der Mikroorganismen reichte nur bis zu den Bakterien.** Und wirklich, zunächst beschuldigten die Wissenschaftler irgendein Pflanzenbakterium für die Krankheit.

Adolf Eduard Mayer gelang es, die Krankheit künstlich auszulösen, indem er das Blatt einer kranken Pflanze an einer gesunden rieb. Er erreichte dasselbe Ergebnis, indem er eine gesunde Pflanze mit dem Harz einer kranken Pflanze verunreinigte. Nach und nach konzentrierte er sich, um die Natur dieser Krankheit herauszufinden, auf den Saft der infizierten Pflanzen. Und er entdeckte, dass der Saft nach dem Prozess der Pasteurisierung – das heißt, nach dem er auf 65 bis 80 Grad erhitzt wurde – nicht mehr infektiös war. **Das war der Beweis, dass die Krankheit von irgendetwas Lebendem ausgelöst wurde** und nicht von einem Gift.

Etwa in denselben Jahren beschrieb ein anderer Gelehrter aus einem anderen Teil der Welt, Dmitrij Ivanovskij, dieselbe Krankheit, und er hatte die Hypothese, sie würde durch etwas **Infektiöses** ausgelöst, aber auch er hatte nicht das Gefühl, es könnte sich um etwas anderes als Bakterien handeln.

Die Wende kam etwa 50 Jahre später, dank eines niederländischen Wissenschaftlers namens Martinus Willem Beijerinck. Er verstand, dass der infektiöse Stoff, der im Saft der kranken Pflanzen enthalten war, kein Bakterium war, sondern etwas vollkommen Neues. Er definierte es als *contagium vivum fluidum*, das bedeutet: etwas flüssiges Lebendes. Er zeigte, dass es nicht in der Lage war, sich autonom zu replizieren, sondern nur, indem es eine Wirtszelle infizierte: **Es war das erste Mal, dass ein Virus erkannt wurde**. Die Geschichte der Virologie begann daher eigentlich mit einer Pflanzenkrankheit. Und die Vorgehensweise, die damals angewandt wurde, um das Virus zu isolieren, ist nicht weit entfernt von den Methoden der **Filtration**, die wir noch heute in unserem Tätigkeitsfeld verwenden.

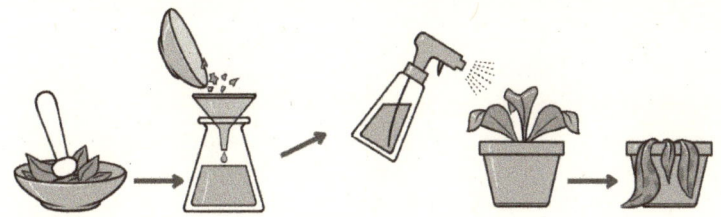

Das filtrierte Virus verliert nicht seine Infektiosität: Man überträgt es von Pflanze zu Pflanze, und es vervielfältigt sich in der Wirtspflanze.

FILTRIERUNG: VOM TEESIEB ZU ULTRASCHALLWELLEN UND ZENTRIFUGEN

Bevor das Elektronenmikroskop erfunden wurde, war die Bestimmung eines Virus wirklich eine „Mission impossible". Die Forscher hatten nur technologische Instrumente zur Verfügung, die weit weniger raffiniert waren, und konnten nur versuchsweise vorgehen. Die Methoden waren aber nicht so verschieden von denen, die wir auch heute noch anwenden, wenn wir versuchen, ein Virus zu isolieren. Zunächst beginnt man mit einer Probe infizierten Materials. Im Fall des Tabakmosaikvirus nutzten die Forscher Blätter des kranken Tabaks. Sie weichten sie auf, und nachdem sie einen Extrakt davon erhalten hatten, filterten sie ihn. Das geschah mit Filtern, die ähnlich denen sind, die wir heute für Tee nutzen. Habt ihr die Siebe für Tee vor Augen? Die Filter der Forscher hatten Poren, welche die größeren Teilchen zurückhalten konnten, aber die Mikroorganismen, die im Extrakt enthalten waren, durchließen. Die so gewonnene Flüssigkeit wurde in eine sterile Ampulle gefüllt und genutzt, um andere Pflanzen damit in Kontakt zu bringen. Wenn die so verunreinigten Pflanzen krank wurden, hatten die Forscher den Beweis, dass die in der gefilterten Flüssigkeit enthaltenen Mikroorganismen infektiös waren.

Heute haben sich die Instrumente, die den Forschern zur Verfügung stehen, weiterentwickelt, aber die Filtrierung ist immer noch ein grundlegender Schritt für die Untersuchung der Viren.

Ich erkläre dir im Einzelnen, wie das geschieht: Am Anfang wird das infizierte Material der Probe grob zerkleinert, um dann in noch feinere Teilchen zerkleinert zu werden. Ziel ist, die Zellen platzen zu lassen, um die Viren in ihrem Inneren zu befreien. Die benutzten Techniken, um die Zellen aufzubrechen, variieren:

> Manchmal friert man sie ein und taut sie wieder auf, manchmal setzt man sie Ultraschall aus; in anderen Fällen werden sie mechanisch zertrümmert. Danach wird das so erhaltene Material zentrifugiert, um die größeren Teile abzutrennen und eine reinere Flüssigkeit zu erhalten. Was übrig bleibt, wird mit modernen Filtern, die in der Lage sind, auch Mikroorganismen von der Größe eines Bakteriums zurückzuhalten, gefiltert. Das filtrierte Material enthält daher nur noch kleinste Teilchen und kann in eigens zum Studium des Virus gezüchtete Zellen eingeimpft werden.
>
> Das Verfahren der Filtrierung ist grundlegend für die Virologie und die Mikrobiologie, doch es wird in unterschiedlichen Feldern angewendet. Zum Beispiel werden Filter genutzt, um möglicherweise gefährliche Bakterien aus dem Trinkwasser zu entfernen.

DIE GESUNDHEIT VON PFLANZEN

Das Banana Bunchy Top Virus und das Tabakmosaikvirus sind nur einige der Viren und Krankheitserreger, die Pflanzen befallen. In den letzten Jahren hat sich ein Bakterium unter den Orangenhainen Floridas verbreitet. In Italien gibt es die *Xylella*, eine andere Krankheit, die von Bakterien verursacht wird und Tausende Hektar von Olivenhainen befallen hat.

Diese Pflanzen sind zarte und verletzliche Organismen. Sie verfügen über kein eigenes Immunsystem. Wenn sie von einem äußeren Schädling befallen werden, dann können sie keine Abwehr in Gang setzen, wie wir das tun. Auf der anderen Seite müsste aber die Tatsache, dass sie sich nicht fortbewegen, ein Vorteil für uns im Kampf gegen diese Viren sein. Wir haben es nicht mit Viren zu tun, die an Bord von Zugvögeln in sehr großer Höhe reisen, oder von Mückenlarven, die sich in den Spalten von Schiffen verstecken. Es sollte leichter sein, sie zu erkennen und einzuhegen. Doch den Pflanzenviren wird nicht genügend Aufmerksamkeit geschenkt, obwohl die Flora für 80 Prozent unserer Nahrung verantwortlich ist und es für die Gesundheit des Planeten wichtig wäre – und für unsere, mindestens so sehr wie für die der Fauna.

WENN EIN VIRUS DIE WELT UMRUNDET

DIE GRIPPEPANDEMIEN

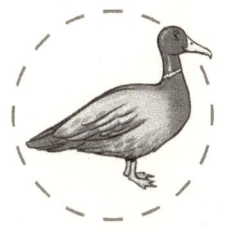

Eines der begeisterndsten Abenteuer meiner Karriere war das am Istituto Zooprofilattica Sperimentale (dt.: Institut für experimentelle Viehseuchenprophylaxe) von Venetien in Legnaro (einem Dorf in der Provinz Padua). Für mehrere Jahre habe ich dort ein Labor geleitet, das die Aufgabe hatte, Grippe-Viren und andere Zoonose-Viren, die vom Tier auf den Menschen überspringen können, zu untersuchen. Ich erinnere mich noch, dass wir nur wenige Forscher waren, vier oder fünf, als wir anfingen. Wir arbeiteten, Ellbogen an Ellbogen, in engen Kammern und an Mini-Schreibtischen. Dann, jedes Mal ein wenig mehr, ist unsere Gruppe gewachsen. An einem bestimmten Punkt fanden wir uns, zusammen mit anderen Laboratorien, in der leitenden Rolle bei der Bewältigung des durch die Vogelgrippe ausgelösten, plötzlichen Notfalls.

In diesem Bereich wurden wir unter den europäischen Forschern als maßgebend angesehen und zu internationalen Kongressen eingeladen, um von unseren Untersuchungen und Forschungen zu berichten. Im Laufe eines Jahrzehnts war das Laboratorium bei der Zahl von mehr als 70 brillanten und leidenschaftlichen Wissenschaftlern angelangt. Aber, wie sehr das Ansehen auch gestiegen sein mochte, die Räume waren nicht im gleichen Maß mitgewachsen. Daher arbeiteten wir immer noch einer neben dem anderen, und jeder verfügbare Schreibtisch oder Tisch war besetzt.

Wenn man für so lange Zeit zusammenarbeitet, unter so großem Druck und mit so viel Verantwortung, ist eines der wichtigsten Dinge Teamarbeit.

Um den Gruppengeist zu festigen, hatte ich unter meinen Mitarbeitern ein Ritual eingeführt. Wenn einer meiner Forscher zum ersten Mal eine seiner Arbeiten in einer internationalen Zeitschrift publizierte, musste er „einen ausgeben": Er durfte sich nicht im Labor zeigen, ohne ein ansehnliches Tablett mit „Pastine" – so nennt man im Veneto kleines Gebäck – mitzubringen. Am Anfang war ein Tablett ausreichend, aber in den letzten Jahren mussten es mehrere sein, um alle die Techniker und Forscher des Laboratoriums zu sättigen. So, wie die Tische nicht reichten, und wir gezwungen waren, die Schreibtische zu räumen. Es gab viele Momente zu feiern, obwohl die **Grippe-Viren** uns in jenen Jahren viele harte Nüsse zu knacken gaben. Sie haben in Wirklichkeit immer eine große Herausforderung für die Forscher dargestellt, da es Viren sind, die eine große Fähigkeit haben, sich zu wandeln: Sie haben das, was man **ein großes Potenzial** nennt.

DIE GRIPPE-VIREN

Viren lassen sich aufgrund zweier Charakteristika klassifizieren. Das Erste ist das interne Antigen, das ist das Antigen, das allen Grippe-Viren gemeinsam ist.

Auf Grundlage des inneren Antigens können wir vier Typen von Grippe-Viren unterscheiden: A, B, C und D. Die Grippe-Viren mit der größten Wirkung sind die Viren A und B. Und unter ihnen sind die wichtigsten die Viren des Typs A, da sie am weitesten verbreitet sind.

Die Grippe-Viren lassen sich darüber hinaus aufgrund ihrer Oberflächenproteine klassifizieren, das sind das Hämagglutinin (H) und die Neuraminidase (N). Es existieren 17 Typen des Hämagglutinin und 10 Typen der Neuraminidase, die sich in unterschiedlicher Weise kombinieren können und so immer wieder neue Viren hervorbringen.

DIE TRANSFORMER-VIREN

Alle Grippe-Viren, die unter den Menschen im Umlauf sind, leiten sich in irgendeiner Weise von einem Vorfahren ab, der bei Tieren seinen Ursprung hat. Es sind Viren, die Vögel infizieren (die auch heute noch als Reservoir in vielen Fällen dienen) und die dank ihrer Fähigkeit, viele Spezies zu infizieren, auch zum Menschen übertragen werden können.

Man könnte Viren als „nicht wählerisch" charakterisieren, in dem Sinne, dass sie mit verschiedenen Rezeptoren zurechtkommen. Erinnerst du dich, als wir Viren mit Füßen verglichen haben, die Schuhe der richtigen Größe finden müssen?

In diesem Sinn kann man sagen, dass die Grippe-Viren es schaffen, in nahezu alle Schuhe zu schlüpfen. Sie haben eine überall passende Größe und sind in der Lage, sich nach Belieben zusammenzupressen oder zu verlängern. So infizieren sie Vögel, Säugetiere auf dem Land und im Meer, in einigen Fällen auch Fledermäuse und Menschen.

Außer dieser großen Begabung, von einer Spezies zur anderen zu springen, haben Grippe-Viren eine andere Eigenart, die sie speziell macht: **Sie können sich sexuell fortpflanzen, eine Sache, die nur ganz wenige andere Viren vermögen**. Ich erklär euch, was das bedeutet.

DIE TRANSFORMER-VIREN

Das genetische Erbe der Grippe-Viren, das heißt, ihr Genom, ist unterteilt, es besteht aus Segmenten. Stellt es euch wie einen Satz von acht farbigen Karten vor. Wenn ein Virus mit dem Genom der blauen Karten und ein anderes Virus mit dem Genom der roten Karten dieselbe Zelle infizieren, kann dank der Vereinigung der beiden Genome ein neues Virus entstehen, das aus vier blauen Karten und vier roten Karten zusammengesetzt ist, also mit einem Genom, das die Mischung aus den beiden Ursprungsgenomen ist. Das bedeutet, dass die sexuelle Fortpflanzung eines Virus in kurzer Zeit ein ganz neues Virus ins Leben ruft. Wenn wir uns dann bewusst machen, dass die acht Karten jedes Virus, wenn sie sich mit den acht Karten eines anderen Virus mischen, 256 Kombinationen unterschiedlicher Viren hervorbringen können, dann bekommen wir vielleicht eine Idee davon, wie außerordentlich gut die Grippe-Viren sich verändern können.

Dieser Mechanismus der **Virus-Replikation**, der solch bedeutungsvolle und plötzliche Veränderungen hervorbringt, hat weitreichende Folgen, weil er dazu führt, dass Grippe-Viren sich wandeln, schwer zu fassen sind und möglicherweise Pandemien auslösen.

DIE PANDEMIEN

Ein Beispiel für ein Grippe-Virus, das seinen Ursprung (wie es bei diesen Viren immer geschieht) in einem Mechanismus sexueller Fortpflanzung hat, ist das Virus der **Spanischen Grippe**. Sie hat sich unter den Menschen von 1917 an verbreitet, und in den folgenden Jahren verursachte sie eine der tödlichsten Pandemien in der Geschichte der Menschheit. Schließlich hatte sie etwa 500 Millionen Personen infiziert und tötete zig Millionen von ihnen. Sie wütete für mehr als zwei Jahre in der ganzen Welt, bevor sie nach und nach schwächer wurde. In Alaska wurden ganze Dörfer von dieser Grippe dahingerafft. Die Opfer wurden in Massengräbern bestattet, die in den Permafrost, das heißt, das immerwährende Eis, gegraben wurden. Achtzig Jahre später hat eine Gruppe von Forschern einige perfekt konservierte Körper geborgen. Als sie die Gewebe analysierten, fanden sie Spuren des noch unversehrten Virus und konnten feststellen, dass sein nächster Verwandter ein Vogelgrippe-Virus ist. Im Jahre 2005 hat Jeffery Taubenberger, der das Forschungsteam leitete, es geschafft, das Genom der Spanischen Grippe und die Ursprünge der Epidemie vollständig zu rekonstruieren.

Diese Entdeckung steigerte die Aufmerksamkeit für Viren, die von Vögeln stammen. Heute wissen wir, dass Vögel, sowohl als Haustier gehaltene als auch wilde, und auch einige Säugetiere, unter ihnen die Schweine, das Reservoir für eine beachtliche Menge der Grippe-Viren bilden. Diese Viren, die sich von Zeit zu Zeit untereinander oder mit Viren des Menschen mischen, können Grippe-Pandemien auslösen.

Grippe-Pandemien sind **Epidemien auf globaler Ebene**, die, wie bei der Spanischen Grippe, einen sehr gro-

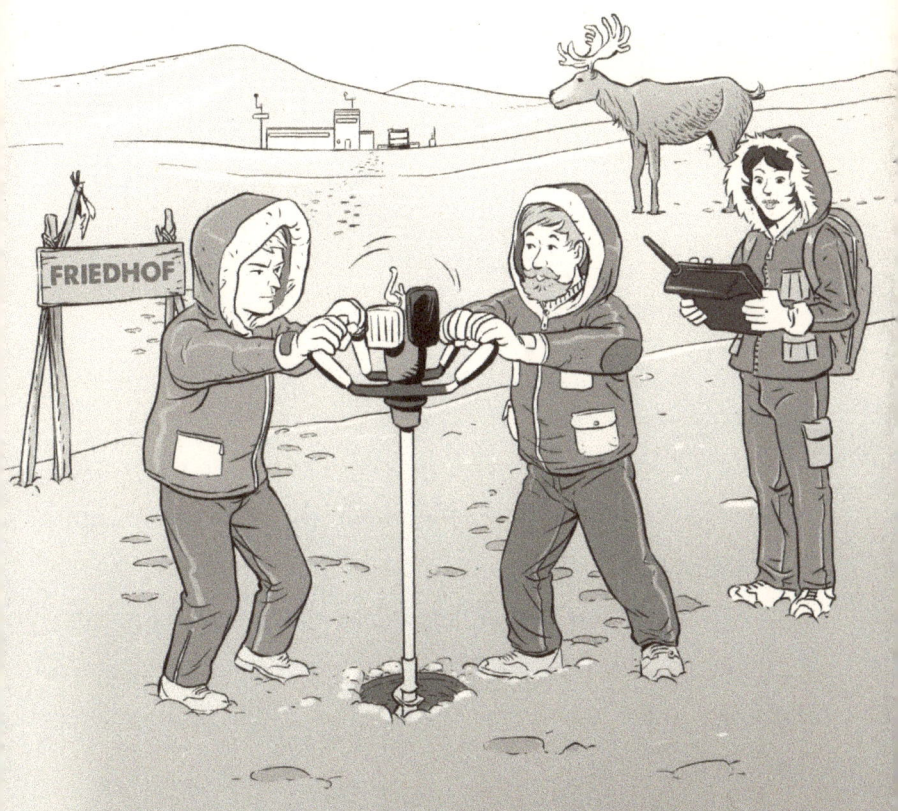

ßen Teil der Bevölkerung treffen. Sie treten auf, wenn ein vollkommen neues Virus von einem Reservoir-Tier überspringt, das bedeutet, mit Antigenen, die für das Immunsystem des Menschen unbekannt sind. Ein Virus dieser Art löst mit viel größerer Wahrscheinlichkeit eine Pandemie aus, weil es keine Hindernisse für seine Replikation findet und sich schnell verbreiten kann.

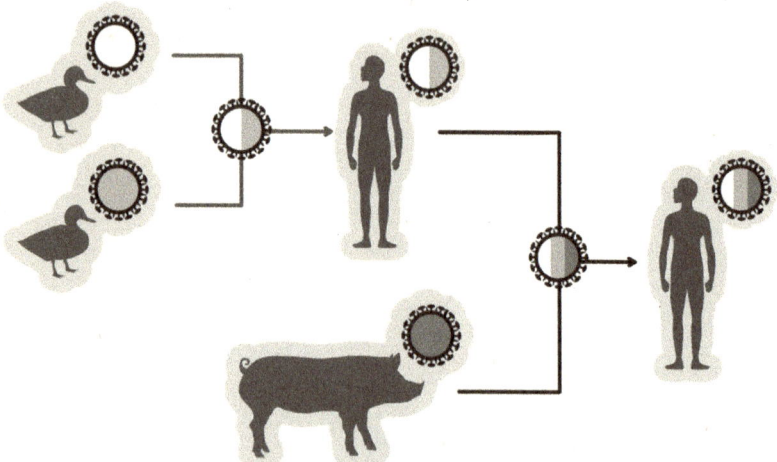

Grippe-Viren mischen sich untereinander und bringen neue Viren hervor.

Außer der Spanischen Grippe gab es in jüngster Geschichte verschiedene Grippe-Pandemien: die Asiatische Grippe im Jahre 1957, die Hong-Kong-Grippe 1968.

Am kürzesten zurückliegend ist die Schweinegrippen-Epidemie 2009. Diese Grippe hatte weniger verheerende Folgen unter Menschen, weil in der Bevölkerung ein gewisses Maß schützender Immunität bestand. Wie war das möglich? Im Wesentlichen, weil andere Viren, die zuvor im Umlauf waren, Antikörper-Spuren zurückgelassen hatten, die jetzt als Schutzwall wirkten.

Wenn ein Grippe-Virus seine Weltumrundung einmal vollzogen hat, verschwindet es nicht. Es bleibt weiterhin unterwegs, aber mit weit weniger bemerkbaren Wirkungen, denn es trifft auf seinem Weg auf mehr **Immunresistenz,** das heißt, mehr Personen, die schon über spezifische Antikörper verfügen. Und selbst wenn das Virus irgendwelche kleinen Mutationen vollzieht, die Grippeimpfstoffe und die bereits in der Bevölkerung gegenwärtigen Immunitätsspuren sind in der Lage, ihm zu widerstehen. An diesem Punkt ist das jeweilige Virus nicht mehr fähig, Pandemien zu verursachen, sondern nur noch saisonale Epidemien: Es ist die von der Jahreszeit abhängige Grippe, die typischerweise jeden Herbst auftritt.

Die Grippe-Pandemien haben wir gut studiert, und wir wissen, dass sie in ziemlich regelmäßigem Rhythmus auftreten, gewöhnlich in einem zeitlichen Abstand, der zwischen elf und vierzig Jahren liegt. Nach vierzig Jahren sind wir dank der gereiften Erfahrung in den Grippe-Pandemien der zurückliegenden Jahre besser darauf vorbereitet, sie zu bewältigen. Aber Pandemien sind, wie wir genau wissen, nicht allein von Grippe-Viren verursacht, sondern auch andere Viren können für Epidemien in großem Umfang verantwortlich sein. Die Corona-Viren, zum Beispiel, gehören zu einer anderen Familie. Es sind keine Viren, die sich sexuell fortpflanzen, aber wie die Grippe-Viren kommen sie aus tierischen Reservoirs und sind in der Lage, von einer Spezies zur anderen zu springen und auch eine Pandemie auszulösen.

EIN GIGANTISCHES ÖKOSYSTEM

Wie wir gesehen haben, infizieren Grippe-Viren sehr viele Säugetiere und gelangen leicht von einer Spezies zur anderen, um sich danach fortzupflanzen und neue Viren zu erzeugen. Dieses fortgesetzte Mischen der Karten sorgt dafür, dass die Genome der Viren unterschiedlicher Spezies in gewisser Weise verwandt sind. Zum Beispiel ist bei Walen ein Virus gefunden worden, das dem sehr ähnlich ist, das bei Möwen gefunden wurde. Und das Virus der Grippe des Hundes stammt von dem des Pferdes ab. Dasselbe ist bei anderen Tieren passiert, die gemeinsam denselben Lebensraum teilen. In diesem Prozess spielen die Vögel eine Schlüsselrolle, die als Reservoir dienen und den Grippe-Viren erlauben, von einer Spezies zur anderen zu springen.

Aus allen diesen Gründen zeigen die Grippe-Viren, **wie eng die Gesundheit des Menschen mit der der Umwelt und anderer Spezies auf dem Planeten verflochten ist.** Wir leben in einem gigantischen Ökosystem, wo jede Veränderung Auswirkungen auf alle anderen Spezies haben kann.

WIE EIN NEUES VIRUS AUFTAUCHT

ZIKA

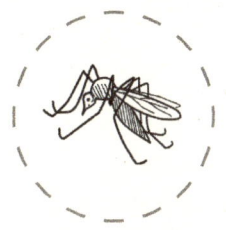

Im Dezember 2015 war ich in London auf einer Tagung, die sich mit Atemwegsinfektionen befasste. Ich war Abgeordnete des italienischen Parlaments und kümmerte mich vor allem um gesundheitliche Risiken. Die Tagung war, wie ich mich erinnere, ziemlich ruhig, bis ein Kollege aus Brasilien das Wort ergriff: „In Brasilien geschieht gerade etwas sehr Besorgniserregendes", teilte er uns mit. „Etwas, das wir noch nie zuvor gesehen haben."

In seinem Vortrag erklärte er, dass sich unvermittelt in verschiedenen Teilen des Landes bei Föten und Neugeborenen die Fälle von **Mikrozephalie** und anderen Missbildungen des Gehirns vermehrt hätten. Es handelte sich um einen enormen Anstieg der Fälle, zwanzig Mal höher als normal.

Wenn wir von derartigen Missbildungen hören, denken wir Forscher sofort an Vergiftungen als Ursache: Meistens treten sie in einer verunreinigten Umgebung auf, zum Beispiel, wenn sich im Boden eine große Menge giftiger Stoffe befindet, wie etwa Schwermetalle, die sich im Wasser zersetzt haben. Wenn die Frauen während der Schwangerschaft verunreinigtes Essen oder Wasser zu sich nehmen, dann kann das Kind schwere Schäden davontragen: Das Gehirn entwickelt sich bedauerlicherweise nicht, wie es müsste, es bleibt klein, was schwere Behinderungen zur Folge hat.

Mein brasilianischer Kollege erklärte aber, seiner Meinung nach habe dieses Mal die Umweltverschmutzung nichts damit zu tun. Die Analysen hatten keine größeren Mengen giftiger Stoffe nachgewiesen.

> **MIKROZEPHALIE**
>
> Bei der Mikrozephalie handelt es sich um die eingeschränkte Entwicklung des Schädels, die in manchen Fällen eine schwere Entwicklungsverzögerung des Gehirns zur Folge haben kann.
>
> Sehr oft ist sie von Problemen während der Schwangerschaft verursacht, wenn Infektionen oder Vergiftungen von der Mutter auf den Fötus übertragen werden

VON SOSSE, LEOPARDENFLECKEN UND STECHMÜCKEN

Und dann war da noch etwas anderes, das nicht passte: Es waren zu viele Fälle von Missbildungen, und sie waren wie die Flecken eines Leopardenfells verteilt. Hätten wir es hingegen mit einer Umweltverschmutzung als Ursache zu tun, hätten diese Phänomene in bestimmten, eng umschriebenen Zonen dieser Verschmutzungen vorkommen müssen. Wäre die Ursache ein vergifteter Brunnen gewesen, hätten wir einen **kreisförmigen Herd** gefunden, wie dies beispielsweise bei Lebensmittelvergiftungen der Fall ist.

Stellt euch ein Abendessen der Familie vor, bei der eine Soße serviert wird, die durch **Salmonellen**-Bakterien verunreinigt ist. Die Eingeladenen werden krank, einer

> **HERDE**
>
> Die Epidemien entwickeln sich, ausgehend von einem oder mehreren Herden. Das sind Gebiete, in denen es zu einem plötzlichen Anstieg von Ansteckungen kommt. Wenn man dieses Geschehen nicht durch medizinische Maßnahmen eindämmt, können die Herde immer größer werden. In diesem Fall erweitern sie sich in Form konzentrischer Kreise. Sie können sich aber auch in weiter entfernte Zonen ausbreiten, wenn, zum Beispiel, das Virus von einer Stechmücke oder einem anderen Träger transportiert und übertragen wird. Man sagt dann, dass die Herde sich wie die Flecken auf dem Fell eines Leoparden verbreiten.

nach dem anderen, jeder aus dem Kreis der Familie. Es gibt keine verstreuten Herde in Gegenden weit entfernt und offensichtlich ohne Verbindung zueinander, wie das ja in Brasilien geschah.

Der Kollege zeigte uns die Daten. Wir stimmten ihm zu. Dies schien genau die typische Situation zu sein, wie sie von *Arborviren* (*arthropod-borne viruses*) verursacht wird, das heißt, von Viren, die von Insekten übertragen werden. Man musste das verantwortliche Virus schnell finden, denn eine Krankheit, die noch ungeborene Kinder befällt, ist eine Tragödie für die Familien: Es schlägt dort zu, wo das Leben beginnt, verursacht bleibende Behinderungen, die dauerhafte Pflege und besonders ausgestattete Einrichtungen erfordern.

Das Problem war, dass es Tausende von Viren in der Natur gibt, die von einem Vektor übertragen werden, und die überwältigende Mehrheit noch nicht einmal klassifiziert ist.

Nach dieser Tagung begann für die brasilianischen Kollegen und

> **DAS SERUM**
>
> Das Serum ist der flüssige Bestandteil des Blutes, in dem sich die Antikörper und viele andere Proteine befinden. Wenn man das Serum testet, kann man die Antikörper bestimmen, die damit indirekt beweisen, dass es zur Übertragung des Virus gekommen oder geimpft worden ist. In einer nicht geimpften Bevölkerung erlauben Antikörper im Serum, eine ansteckende Krankheit zu erkennen.

für die ganze Gemeinschaft der Virologen eine Zeit intensiver Arbeit im Eiltempo. Wir wühlten in den Archiven, sammelten Stichproben und **Seren**, und nach vielen Untersuchungen fanden wir heraus, dass **das fragliche Virus Zika heißt**.

Und wieder, wie beim West-Nil-Virus, waren wir verblüfft: Von diesem Virus war seit Jahren, wenn nicht seit Jahrzehnten, nicht mehr die Rede. Ich will nicht sagen, wir hätten es für tot gehalten, aber eine so plötzliche Verbreitung nach einer so langen Zeit hätten wir nicht erwartet.

ZIKA, WIE ES BEGANN

Zika wurde 1947 in einem abgelegenen Wald in Uganda entdeckt, als die Virologie gerade einen großen Schub erhielt. Man hatte gerade seit einiger Zeit verstanden, dass es außer den bekannten Viren noch viele andere, unbekannte und vor allem unter Tieren verbreitete Viren gab. Damals sind die Forscher in alle vier Ecken des Planeten gereist und erkundeten die Wildnis auf der Jagd nach neuen Viren. Um sie zu finden, vertrauten sie Markertieren[2], die in

---

[2] Anm. d. Übersetzers: Im italienischen Originaltext lautet der Begriff „animali sentinella" (Wächtertiere); im Englischen spricht man von *sentinel species*, im Deutschen werden sie im Allgemeinen Marker- oder Zeigetiere, die auf eine Gefahr hinweisen, genannt.

WIE EIN NEUES VIRUS AUFTAUCHT

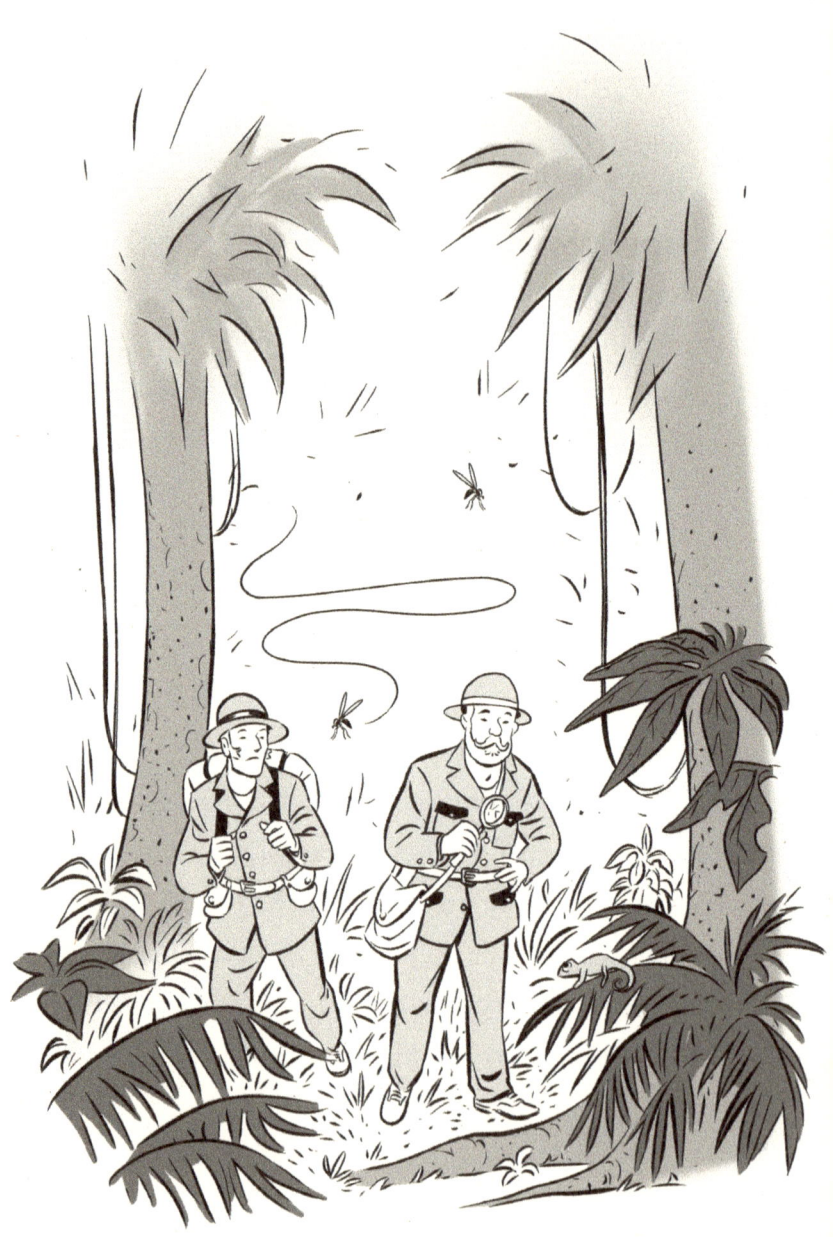

eine verseuchte Umgebung gebracht wurden, um sie anschließend zu untersuchen.

Im Fall von Zika wurde zum Beispiel ein Makake als Markertier für einige Zeit zum Kontakt mit anderen Tieren im Wald ausgesetzt. Bei den anschließenden Untersuchungen, die bei ihm vorgenommen wurden, kam heraus, dass eine Stechmücke ihm ein bis dahin unbekanntes Virus übertragen hatte. So wurde Zika das erste Mal bestimmt und klassifiziert. Also ist Zika bei einem Makaken entdeckt worden.

Abgesehen von einer Handvoll Forschern weltweit, kümmerte sich aber viele Jahre lang niemand um Zika. Es schien sich um ein Virus zu handeln, das dazu **bestimmt war, im Wald zu bleiben**. Doch tauchte es in den achtziger Jahren auf einigen der polynesischen Inseln und dann in Mikronesien wieder auf. Wir wissen nicht genau, wie das geschehen ist, aber auch dieses Mal kümmerte sich niemand sehr darum. Die von Zika ausgelöste Krankheit hatte bei diesem Ausbruch keine großen Folgen für die betroffenen Personen: Vielleicht ist sie deswegen der Aufmerksamkeit der Ärzte so lange entgangen. Zu all dem sei ergänzt, dass die Herde im Pazifischen Ozean schnell gelöscht werden konnten und das Spiel aus war.

In Brasilien dagegen standen wir einer richtigen Epidemie gegenüber. Mit Sicherheit ist das Virus an Bord eines

Schiffes oder eines Flugzeugs angekommen, leise und unsichtbar. Seine Vektoren waren, wie beim West-Nil-Virus, Stechmücken; aber auch die Menschen, denn infizierte Personen können das Virus auf die Stechmücken übertragen, wenn sie von ihnen gestochen werden, und die Stechmücken können es ihrerseits wieder übertragen. Alles in allem war die überzeugendste Erklärung, dass irgendwelche Touristen von einer Reise nach Polynesien oder Afrika mit der Infektion nach Hause gekommen waren und einen kleinen Herd hervorgerufen hatten, der sich dann erweiterte.

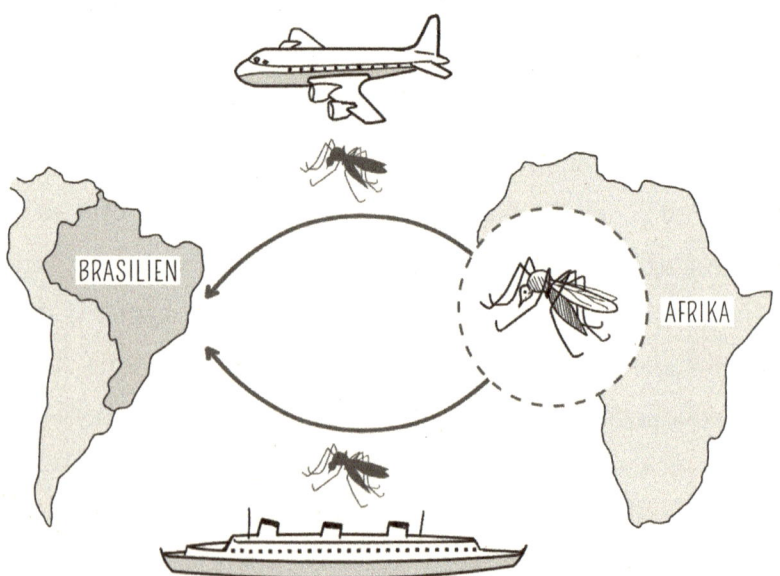

Die Reise des Zika-Virus von Kontinent zu Kontinent.

ZIKA, WIE ES BEGANN

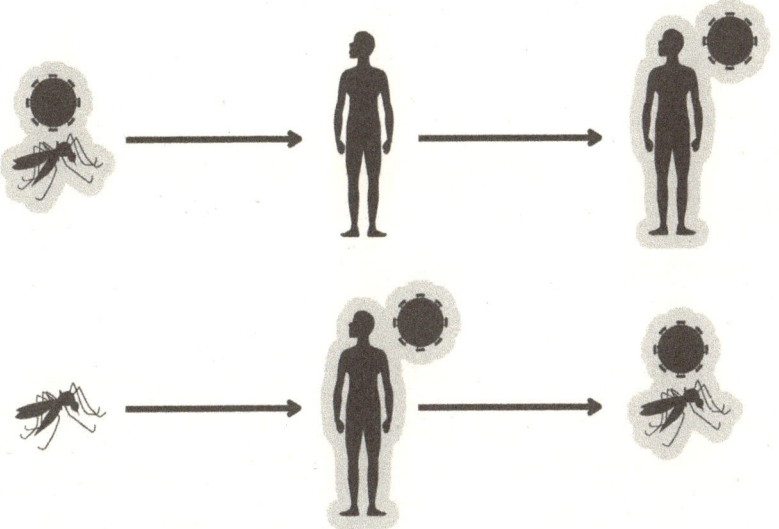

Der Kreislauf der Ansteckung: von der Stechmücke auf den Menschen, vom Menschen auf die Stechmücke.

Während wir uns noch über die Herkunft des Virus Gedanken machten, breitete es sich aus, und in ganz Südamerika entflammten neue Herde. Natürlich bewegte sich Zika vor allem dort, wo es mehr Stechmücken gab, doch im Übrigen machte es keine großen Unterschiede. Es traf ländliche Gebiete und Städte, Bauern und Arbeiter, arme und wohlhabende Leute: Wie ich oft sage, die Viren schauen keinem ins Gesicht!

Im Jahre 2016 wurde von der Weltgesundheitsorganisation (WHO) ein globaler Gesundheitsnotstand ausgerufen.

2017 drang das Zika-Virus sogar bis nach Nordamerika vor, und es wurden Tausende Fälle in Florida festgestellt.

Wie ihr euch vorstellen könnt, reagierten alle betroffenen Länder mit Großalarm. Als Erstes forderte man alle Frauen, die in Gegenden lebten, in denen die Infektionsrate am höchsten war, dazu auf, Vorsichtsmaßnahmen zu ergreifen, und dann leitete man eine massive Schädlingsvernichtung ein.

Diese Entscheidung entfesselte einen heftigen Protest, denn die Vernichtung von Ungeziefer bedeutet, dass man giftige Stoffe in die Umwelt bringt, die dann Tieren und Menschen andere Schäden zufügen.

Wenn ein Virus, das von einem Vektor übertragen wird, außer Kontrolle gerät, bleibt nichts anderes übrig, als radikale Lösungen zu ergreifen. Das sprichwörtliche „Pflaster", das auf die Wunde geklebt wird, löst das Problem nicht. Die wirkungsvollste Praktik wäre, wie man so sagt, **vorbeugend zu handeln**, die Herde zu erkennen, sie sofort einzudämmen und zu verhindern (oder dies wenigstens zu versuchen), dass sich die Stechmücken verbreiten. Sie sind die Träger ganz vieler Viren, nicht nur des Zika-Virus. In Brasilien kursieren überaus viele Viren, die ähnliche Krankheiten und Syndrome hervorrufen, und es kann leicht passieren, das eine mit dem anderen zu verwechseln.

Diese Überlagerung macht die Arbeit der Ärzte und der Virologen kompliziert. Sie müssen sich in einem Dschungel von Möglichkeiten durchschlagen, um auf die Ursache einer Epidemie zu stoßen.

DAS VIRUS HAT DEN KOPF EINGEZOGEN ... UNTER WASSER

Trotz der unvermeidlichen Nebenwirkungen müssen die Maßnahmen zur Vernichtung der Schädlinge einen gewissen Erfolg gehabt haben, denn seit 2018 hat sich die Krankheit weitgehend zurückgezogen und verschwand schließlich. Wahrscheinlich hat noch ein anderer Faktor dazu beigetragen: Es ist möglich, dass ein Teil der Bevölkerung eine Kreuz-Immunität gegen Zika entwickelt hat. Was soll das heißen? Dass viele Personen immun dagegen waren, nachdem sie vorher an einem Virus erkrankt waren, das zur gleichen Familie wie das Zika-Virus gehört.

Wir wissen das nicht mit Sicherheit. Was wir aber wissen, ist: Während wir Forscher uns abmühten, um einen Impfstoff und ein wirksames Heilmittel zu finden, traten plötzlich keine Fälle von Missbildungen bei Föten mehr auf.

Es war eine große Erleichterung für alle: für die betroffene Bevölkerung, für die Behörden, und auch für die wissenschaftliche Gemeinschaft. Dennoch können wir keine Siegesgesänge anstimmen. Das Virus ist abgetaucht, aber es ist nicht verschwunden. Wir können sicher sein, früher oder später wird es wieder an die Oberfläche kommen und von Neuem Krankheiten verursachen, vielleicht mit den klinischen Symptomen, die wir kennen, oder mit anderen Eigenheiten.

Und deswegen **dürfen wir beim nächsten Mal nicht unvorbereitet sein.** Wir dürfen nicht vergessen, dass das Zika-Virus wie alle Viren ein globales Problem ist. 2015 hat es Brasilien getroffen, aber das nächste Mal könnte es in Europa ankommen. Mit dem Klimawandel der letzten Jahre breiten sich auch die Krankheiten, die von Vektoren übertragen werden, stark aus. Mückenarten, die früher nur an die Tropen angepasst waren, finden jetzt auch in unserer Gegend ein ideales Klima vor. Wenn nicht Zika, dann wird daher sicher irgendein anderes Virus kommen, möglicherweise noch viel gefährlicher!

Der Weg zu einer Lösung ist nicht einfach. Auf der einen Seite müssten die Regierungen der Staaten in die Erforschung sicherer Methoden zur Eindämmung der Stechmücken und anderer schädlicher Insekten investieren. Ich denke an Pestizide ohne Giftstoffe, aber auch an neue Technologien, die von der Gentechnik zur Verfügung gestellt werden. Unter den zahlreichen, schon durchgeführten Experimenten war, zum Beispiel, die Nutzung gentechnisch veränderter Stechmücken: Männliche, sterile Mücken werden in großen Mengen in die Umwelt gelassen. Dank ihrer Anwesenheit beginnen die weiblichen Stechmücken nur noch Eier zu produzierten, die nicht lebensfähig sind. Und auf diese Weise wird die Ausbreitung der Stechmücken blockiert.

Bis jetzt handelt es sich aber um Experimente: Zurzeit wissen wir noch nicht, welche Folgen das Einschleusen einer auf diese Art veränderten Spezies in die Natur haben kann. Wir werden es erst mit der Zeit verstehen, und auch das erfordert Untersuchungen und Investitionen. Ich hoffe, dass wir in der Zukunft Mittel und Wege finden, die sicherer sind, um die Stechmücken einzugrenzen, und dass uns auch von anderen Disziplinen noch Hilfe erreicht.

Dies vorausgeschickt, kann die Eindämmung der Stechmücken nicht der einzige Weg sein. Die Suche nach einem Impfstoff und nach Medikamenten gegen die Krankheiten, die das Zika-Virus und andere *Arboviren* verursachen, **muss fortgesetzt werden**. Und so muss auch die Jagd nach Viren weitergehen. Ich fände es gut, wenn die Virologie das gleich große Interesse finden und den gleich großen Schwung erhalten würde, wie es in der zweiten Hälfte des

20. Jahrhunderts der Fall war, als die Virologen Entdecker waren und die Wälder durchstreiften, um neue Krankheiten aufzuspüren und deren Ausbreitung zu verhindern.

Heute fehlen dazu leider die Geldmittel und ein wirklich gutes Zusammenspiel zwischen den Staaten. Immerhin, ein paar Schritte vorwärts haben wir gemacht, auch aus folgender Sicht: Der Alarm, der bei der Tagung in London durch das Zika-Virus ausgelöst wurde, hat auch die Politiker aufgerüttelt. Verschiedene Wissenschaftler haben Forschungsprojekte beantragt, für die sie in kurzer Zeit finanzielle Unterstützung erhielten, die es uns ermöglicht haben, ganz viel von diesem Virus und seinen Auswirkungen zu verstehen.

In der Zukunft werden wir noch besser handeln können, wenn wir die Mittel haben werden, Viren zu bekämpfen und vorbeugend handeln können, bevor sie aus dem Wald kommen oder auftauchen.

KREUZIMMUNITÄT:
JENNER UND DAS VIRUS DER MELKER

Im 18. Jahrhundert schlug sich ein englischer Arzt namens Edward Jenner mit einer unkontrollierbaren Pocken-Epidemie herum. Während er sich um seine Patienten kümmerte und gleichzeitig versuchte, diese schreckliche Krankheit zu studieren, fiel ihm etwas ziemlich Ungewöhnliches auf:

Die Melker der Kühe schienen gegenüber dem Virus resistent zu sein. Als er genauer nachforschte, entdeckte Jenner, dass die fraglichen Arbeiter etwas miteinander gemein hatten: Sie hatten alle seltsame, knotenartige Narben an den Händen. Es waren die Zeichen einer Krankheit, welche die Melker von den Kühen bekommen hatten: das **Cowpox**-Virus, auch Kuh- oder Rinderpocken genannt.

Das Kuhpocken-Virus war tierischen Ursprungs, es führte bei Rindern zu Verletzungen an Zitzen und Brustwarzen. Wenn sich die Männer ansteckten, verursachte es dagegen ähnliche Schäden wie die Pocken, aber in viel leichterer Form.

Jenner verstand, dass der Grund für die Resistenz der Melker gegen die Pocken das Kuhpocken-Virus war, das ja nicht zufällig verwandt mit dem Pocken-Virus war. Daraus folgerte er, dass eine vorausgegangene Infektion vor anderen Infektionen mit verwandten Viren schützen kann. Diese Art des Schutzes wird Kreuzimmunität genannt.

Das **Cowpox**-Virus erzeugt also eine Kreuzimmunität zu den Pocken. Das war eine äußerst wichtige Entdeckung. Aber Jenner hörte hier nicht auf. Er ahnte, dass das Cowpox-Virus als Impfstoff gegen die Pocken eingesetzt werden konnte. Seine Theorien riefen damals viel Kritik und sogar Spott hervor. Aber die Zeit hat gezeigt, dass Jenner es richtig gesehen hatte. In den folgenden Jahrhunderten haben die Forscher einen Impfstoff entwickelt, der in entscheidender Weise dazu beigetragen hat, die Pocken auf diesem Planeten zu beseitigen. Und dieser Impfstoff wurde ausgehend von einem Kuh-Virus erfunden und hergestellt.

VIREN UND MÄUSE

HANTAVIRUS

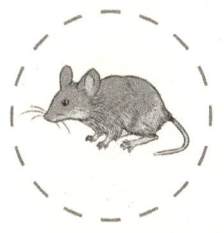

Im Südwesten der Vereinigten Staaten – am Vierländereck der Staaten Arizona, New Mexico, Colorado und Utah – gibt es ein geschütztes Gebiet, genannt „The Four Corners" („Die vier Ecken"), in dem eine Gruppe der indigenen Bevölkerung der USA lebt: die Navajo. Es ist ein riesiges Gebiet, das Naturreservate, Seen und historische Plätze umfasst und das jedes Jahr Tausende Touristen anzieht. Die Navajo, die dort seit mehr als vier Jahrhunderten leben, sorgen für die Pflege der Umwelt und der Landschaft und führen ihre eigenen Traditionen fort.

EIN NEUES VIRUS IM RESERVAT

Im Mai 1993 wurde ein Navajo in ein Krankenhaus in New Mexico gebracht. Er litt unter starker Atemnot, und trotz des schnellen Eingreifens der Ärzte starb er kurz darauf. Es handelte sich um einen jungen Mann von guter Gesundheit, und die Ursache seiner Erkrankung war nicht klar. Bei ersten Erkundigungen erfuhren die Ärzte, dass einige Tage vorher auch seine Verlobte mit ähnlichen Symptomen gestorben war. Bei weiteren Nachforschungen ergab sich, dass kürzlich in fünf weiteren Fällen junge, gesunde Personen infolge einer mysteriösen Lungenkrankheit gestorben waren.

An diesem Punkt wurden sofort die örtlichen Gesundheitsämter und das CDC in Atlanta, die wichtigste Behörde, die sich mit der Kontrolle und Verhütung von Krankheiten beschäftigt, alarmiert. Ein spezielles Team, bestehend aus Ärzten, Tierärzten, Naturforschern, Biologen und anderen Experten wurde zur Unterstützung der Ärzte vor Ort geschickt, um herauszufinden, welches die Quelle dieser rätselhaften Infektion sein könnte.

Die Arbeit der Forscher in diesen Fällen geht in alle Richtungen: Sie sammeln Informationen von den Familien der Opfer, analysieren das Wasser der Flüsse, der Bäche, der Wasserleitungen, man studiert die Tierwelt der

Gegend, fängt und analysiert Exemplare der meist verbreiteten Arten. Du musst wissen, dass in diesen Fällen die Wissenschaftler tatsächlich ganz gewissenhaft sein müssen und kein Detail auslassen dürfen, wie richtige Detektive.

Die überzeugendsten Hypothesen zur Erklärung des Ausbruchs waren diese drei: dass sich eine neue Variante des Grippe-Virus verbreitet hätte; dass die Opfer in Kontakt mit einer giftigen Substanz gekommen wären, zum Beispiel einem Pflanzenschutzmittel; dass ein neues Virus angefangen hätte, in der Navajo-Gemeinschaft zu zirkulieren. Die begonnenen Überprüfungen erlaubten es, die beiden ersten Hypothesen auszuschließen.

In der Zwischenzeit analysierten die Wissenschaftler im Labor Gewebeproben der Opfer, und mit Hilfe spezieller Tests bestätigten sie, dass alle sich mit einem Virus infiziert hatten, das bis dahin nicht bekannt war, und dass dieses Virus mit großer Wahrscheinlichkeit die Ursache der Lungenkrankheit war. Blieb noch zu verstehen, um welches Virus es sich handelte. Und vor allem: Woher kam es?

DER GÄRTNER WAR ES ...

In Kriminalromanen ist der Mörder üblicherweise der Gärtner. Und auch in der Virologie sind die üblichen Verdächtigen, wenn man den Schuldigen für das Auftreten einer plötzlichen Epidemie sucht, immer dieselben Gestalten. Mäuse (wie in anderen Fällen die Stechmücke) stehen oft ganz oben auf der Liste.

Deshalb haben die Forscher das Gebiet der Four Corners flächendeckend mit Fallen für Nagetiere gepflastert. Und einige Wochen später stellten sie fest, dass die Mehrheit aller gefangenen Exemplare – gut 1700 – zur gleichen Spezies, *Peromyscus maniculatus*, gehörten, besser bekannt als **Hirschmaus**, ein kleines bezauberndes Mäuschen. Die neue Epidemie schien genau dann ausgebrochen zu sein, als die Population der Hirschmäuse sich übermäßig vermehrt hatte. Ein Zufall? Das glaube ich nicht wirklich! Es schien, ganz im Gegenteil, ein Indiz, das gegen die arme *Peromyscus maniculatus* sprach.

Der erdrückende Beweis kam im November 1993, als das neue mysteriöse Virus schließlich im Labor isoliert werden konnte, dank der an einer infizierten Maus vollzogenen Untersuchungen. Die Wissenschaftler sahen, dass sie es mit einem Hantavirus zu tun hatten, das zu einer Virusfamilie gehört, die sehr oft Zoonosen und Fiebererrkrankungen verursachen, die mit Blutungen einhergehen (Hämorrhagisches Fieber).

Am Anfang wurde das neue Hantavirus nach dem Muerto Canyon (Tote Schlucht) getauft. Später wurde es dann Sin Nombre Virus (SNV) – Virus ohne Namen – genannt. Die von ihm verursachte Krankheit wurde als *Hantavirus pulmonary syndrome*, oder HPS klassifiziert.

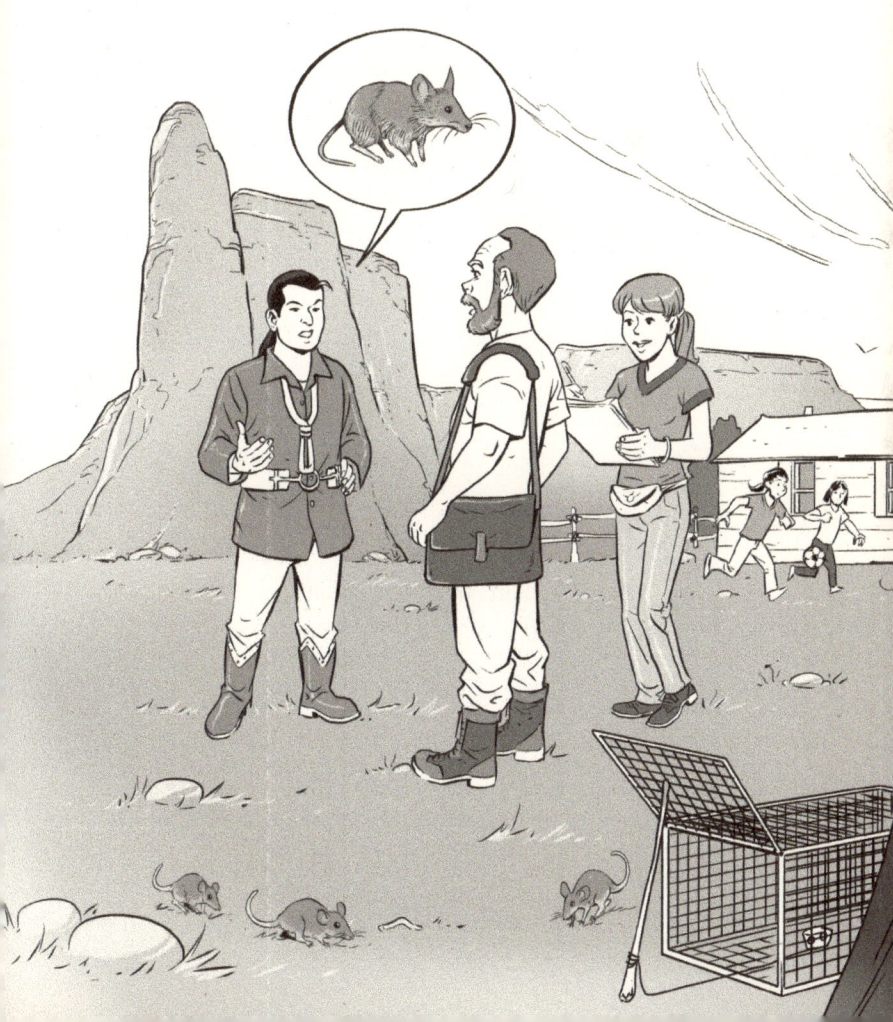

Am Ende der Untersuchungen stellte sich heraus, dass 30 Prozent der eingefangenen Hirschmäuschen Anzeichen der Infektion mit dem neuen Virus zeigten. SNV wurde auf Menschen durch Exkremente übertragen, die im Fall der Mäuse sehr klein und kaum wahrnehmbar sind. Um sich anzustecken reicht es zum Beispiel, auf der Erde zu spielen, mit der sie vermischt sind, oder kleine Teile des Mäusekots, die sich in der Luft gelöst haben, einzuatmen, wie es beim Fegen geschehen kann.

DIE FOLGEN EINES VERREGNETEN WINTERS

Die Forscher hatten also demjenigen, der verantwortlich für die mysteriöse Lungenkrankheit der Navajo war, einen

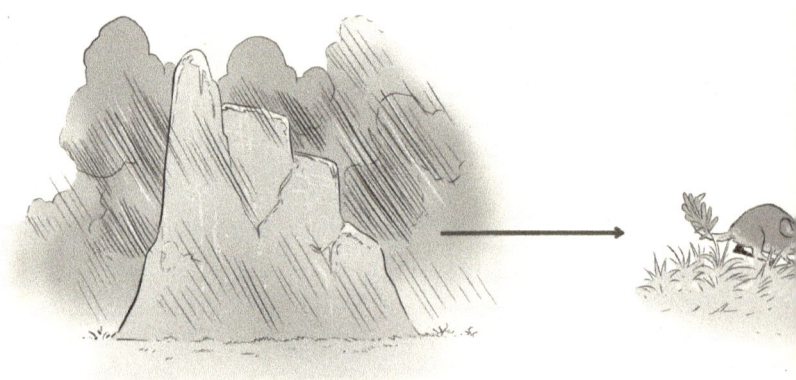

Namen gegeben und herausgefunden, wer es durch die Gegend getragen hatte: die Mäuse. Es war wirklich der Gärtner. Aber, um den Fall abzuschließen, musste noch ein fehlendes Detail geklärt werden: das erste Indiz, von dem aus unsere Detektive in weißen Kitteln gestartet waren. Wie ließ sich erklären, dass sich die Mäusepopulation so unverhältnismäßig vermehrt hatte?

Der Fall des SNV-Virus bei den Navajo ist interessant, weil er zeigt, wie wichtig es ist, die Beiträge von Wissenschaftlern unterschiedlicher Disziplinen zusammenzubringen, um einer Epidemie Herr zu werden. Die Antwort auf diese letzte Frage ist von Umweltforschern gefunden worden. Nach Jahren der Dürre brachte der Winter 1993 dem Four Corners Gebiet eine große Menge Schnee und Regen. Der Frühling hatte alles grün und blühend werden lassen wie selten zuvor.

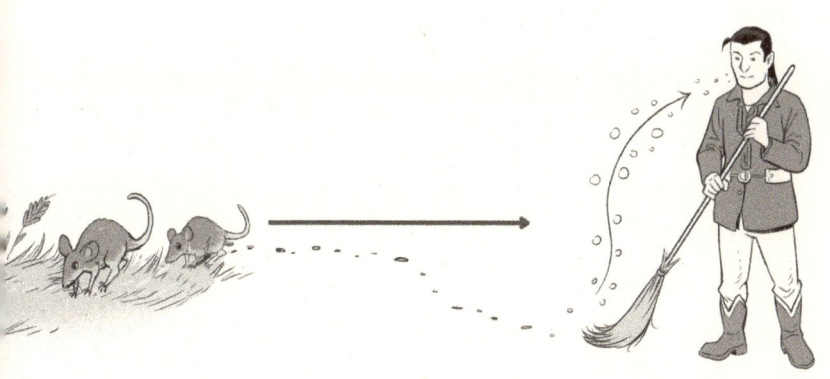

Die Nagetiere hatten so große Mengen Futter gefunden, wie es seit Jahren nicht vorgekommen war. Das führte dazu, dass sich viele Arten, vor allem Hirschmäuse, viel schneller vermehrten, sodass im Mai 1993 die Mäuse zehnmal zahlreicher waren als ein Jahr zuvor im Mai 1992. Wieder einmal stand am Anfang der Streuung eines Virus und des Auftretens einer neuen Krankheit ein großes Entgleisen des Gleichgewichts der Umwelt.

Die Lungenkrankheit des Hantavirus schädigte die Navajo an mehreren Fronten. Nicht nur führte es zu vielen Todesfällen, sondern auch der Tourismus brach ein, was schwere ökonomische Verluste verursachte. Auch wegen zu viel negativer Publicity durch die Medien wurden die Navajo für eine gewisse Zeit mit dem SNV-Virus und seiner Verbreitung in Verbindung gebracht. In der öffentlichen Meinung hatte sich die Hypothese fest verankert, dass die Navajo-Bevölkerung schlicht und einfach ansteckend sei. Es war eine Idee ohne jede Grundlage: Das SNV-Virus übertrug sich nicht von Person zu Person. Die Navajo hatten nur das Pech, das die ersten bekannt gewordenen Opfer der HPS-Krankheit Mitglieder ihrer Gemeinschaft waren. Aber in Wirklichkeit war das SNV-Virus, wie wir später herausfanden, auch unter anderen Bevölkerungsgruppen in anderen Teilen der Welt verbreitet, so wie andere Viren derselben Familie. In Europa, zum Beispiel, war das Puumala-Virus verbreitet.

Die Epidemie im Gebiet der Four Corners war schnell beendet. Es reichte aus, bestimmte Maßnahmen zu ergreifen, welche die Vermehrung der Mäuse verringerten, und die Mäuse von bewohnten Zentren fernzuhalten. Die HPS-Krankheit ist hingegen wieder aufgetaucht: in Argentinien, Brasilien, Kanada, Chile, Paraguay, Uruguay und anderen Ländern, was die Tatsache bezeugt, dass die Ökosysteme dauerhaft durcheinandergeraten.

PUUMALA:
DIE WICHTIGKEIT DES KLIMAS FÜR DIE VIREN

Vor kurzer Zeit hat ein anderes Hantavirus einen Mitgliedsstaat der Europäischen Union überrascht: Schweden. Das betreffende Virus heißt Puumala. Wie SNV wird Puumala oft von kleinen Nagetieren bewirtet, vor allem von Feldmäusen, kleinen Mäuschen mit rundem Kopf.

Auch in diesem Fall hatte die Epidemie ihre Ursache in einer Unausgeglichenheit des Klimas. Zwischen Ende 2006 und dem Beginn des Jahres 2007 war der Winter in Schweden viel milder als gewöhnlich: Die mittlere Temperatur lag sechs bis neun Grad über Normal. Außerdem hatte es ganz wenig geschneit, und zu alledem hatte sich an den Küsten kaum Eis gebildet. Feldmäuse finden im Winter die wenige Nahrung, die sie benötigen, unter dem Schnee, und immer bauen sie unter dem Schnee ihre Löcher und verbergen sich vor Raubvögeln. In jenem Winter aber waren sie gezwungen, sich woanders hinzubegeben, um sich zu schützen, und waren in die Dörfer auf dem Land eingefallen, wo Holzhäuser die typischen Behausungen sind. Aufgrund ihrer Kleinheit hatten die Feldmäuse keine Schwierigkeiten, sich durch die Spalten der Bretter der Gebäude zu zwängen, um Nahrung und Schutz zu suchen. Und so begannen sie, infiziert vom Puumala-Virus, die Häuser der Bevölkerung zu verseuchen.

Ergebnis war ein Herd von 474 Fällen unter den Bewohnern der Provinz Västerbotten und 972 Fällen in ganz Schweden.

Wenn das Puumala-Virus den menschlichen Organismus infiziert, befällt es vor allem die Nieren. In einigen Fällen mussten angesteckte Personen an die künstliche Niere angeschlossen werden, aber keine hatte, glücklicherweise, dauerhafte Schäden. Für das schwedische Gesundheitssystem war es jedenfalls ein komplizierter und schwerwiegender Notfall, auch aus ökonomischer Sicht.

DAS VIRUS, DAS ÜBERSEHEN WIRD

HIV

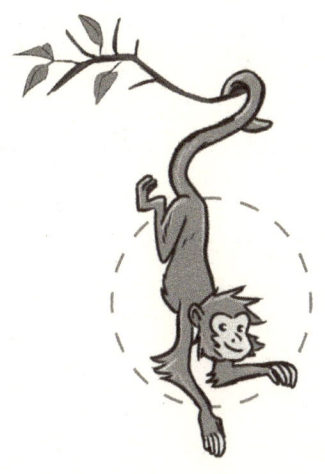

Vor dem Auftauchen des neuen Corona-Virus gab es eine andere Pandemie, die tiefe Spuren bei der Menschheit hinterlassen hat, und das ist nicht lange her: die des HIV-Virus. Sie war so groß und schrecklich, dass sie eine ganze Generation gezwungen hat, ihre Art zu denken und zu leben zu verändern.

Ende 1980 meldete das CDC in Atlanta eine unvorhergesehene und unerklärliche Steigerung der Fälle von Lungenentzündungen in Los Angeles, die von *Pneumocystis carinii* verursacht waren. *Pneumocystis carinii* ist das, was man als einen **opportunistischen Erreger** bezeichnet, das heißt, ein Mikroorganismus, der nicht in der Lage ist, Krankheiten bei einer gesunden Person auszulösen. Trifft er dagegen auf einen Wirt, dessen Immunsystem geschwächt ist, dann nutzt er das und verursacht Schäden. Es handelt sich um einen jener Erreger, die wir Forscher in den Lehrbüchern an der Universität kennenlernen, aber danach selten im Feld antreffen. Und trotzdem, so schien es, war in Los Angeles eine Epidemie ausgebrochen.

Aber da endet die Geschichte nicht. Den berichteten Fällen von Lungenentzündung folgten andere Infektionen, die Probleme es Immunsystems anzeigten. An diesem Punkt machte sich langsam das Bewusstsein breit, es mit etwas Neuem zu tun zu haben. Was konnte alle diese schweren opportunistischen Infektionen von Personen, die augenscheinlich guter Gesundheit waren, erklären? War es vielleicht ihr Immunsystem, das geschwächt war?

Zu dieser Zeit hagelte es Hypothesen aller Art: zum Beispiel, dass die Infektionen an den Gebrauch von Drogen gebunden wären; und, weil zunächst homosexuelle Personen erkrankten, verbreitete sich auch jene, dass die Krankheit nur sie treffen würde. Ende 1981 aber traten auch die ersten Fälle heterosexueller Personen auf, was diese Hypothese widerlegte, die im Übrigen keine Grundlage hatte. Und im Juni 1982 registrierte man die ersten Fälle von Personen, die sich einer Bluttransfusion unterzogen hatten.

Die Forscher begannen daher daran zu denken, dass die Krankheit – ganz tief drunter – eine virale Ursache haben könnte. Und in den folgenden Jahren erhielten sie die Bestätigung. Im Jahre 1983 wurde bei den Patienten ein neues Virus isoliert und **HIV** (*Human Immunodeficiency Virus* oder menschliches Immunschwäche-Virus) genannt.

HIV ist ein **Retrovirus** und, wie ein großer Teil der Viren, die den Menschen treffen, stammt es aus der Tierwelt: Sein Vorfahr ist ein Virus der Schimpansen (die Hypothese ist, dass es sich um ein Virus handelt, das als **SIV** bekannt ist).

Das HIV-Virus hat ein sehr heimtückisches Verhalten: Es infiziert den Wirt, ohne Anzeichen seiner Anwesenheit zu geben, greift das Immunsystem an und schwächt es langsam. Auf diese Weise werden die von ihm getroffenen Individuen leicht Opfer von Virus- und Bakterieninfektionen oder anderer Feinde.

> **RETROVIRUS**
>
> Die Retroviren vervielfältigen sich dank eines ganz speziellen Mechanismus: Ihr Genom repliziert sich, indem es zunächst umgeschrieben wird.[3] Sie sind verantwortlich für chronische Infektionen, das heißt, Krankheiten, die sich über die Zeit entwickeln und von denen man letztlich nicht geheilt wird.

---

3 Anm. d. Übersetzers.: Dieser Vorgang wird „reverse Transkription" genannt. Gemeint ist damit, dass in die Replikation des RNA-Virus zunächst eine mit anderen „Waggons", um bei dem von Ilaria Capua verwendeten Bild zu bleiben, bestückte Version aus DNA eingeschaltet wird.

Um diesen krankhaften Zustand, der durch HIV ausgelöst wird, zu bestimmen, haben die Forscher den Namen AIDS (Acquired Immune Deficiency Syndrome / erworbenes Immunschwächesyndrom) gewählt.

SIV: DAS IMMUNSCHWÄCHE-VIRUS DER SCHIMPANSEN

SIV ist ein Retrovirus, das Primaten infiziert – vor allem Schimpansen und Gorillas – und eine Krankheit sehr ähnlich wie AIDS verursacht.

Verschiedene Untersuchungen haben das Genom von HIV und SIV verglichen und gezeigt, dass zahlreiche Ähnlichkeiten zwischen den beiden Viren bestehen; so viele, dass manche Forscher zu der Hypothese gelangt sind, SIV sei der Vorfahr von HIV.

Es ist daher wahrscheinlich, dass SIV nach einem Speziessprung von Schimpansen zum Menschen mutiert ist, um sich schließlich zum HIV zu wandeln, dem Virus, das für AIDS verantwortlich ist. Nach den Berechnungen der Genetiker könnte der Speziessprung vor hundert bis hundertfünfzig Jahren erfolgt sein. Und, wie so oft, am Anfang all dessen dürfte die Einmischung des Menschen in ein Ökosystem der Wildnis gestanden haben. Im speziellen Fall waren die Eindringlinge Wilderer, die zu jener Zeit mit der Jagd auf Affen in den afrikanischen Urwäldern begannen.

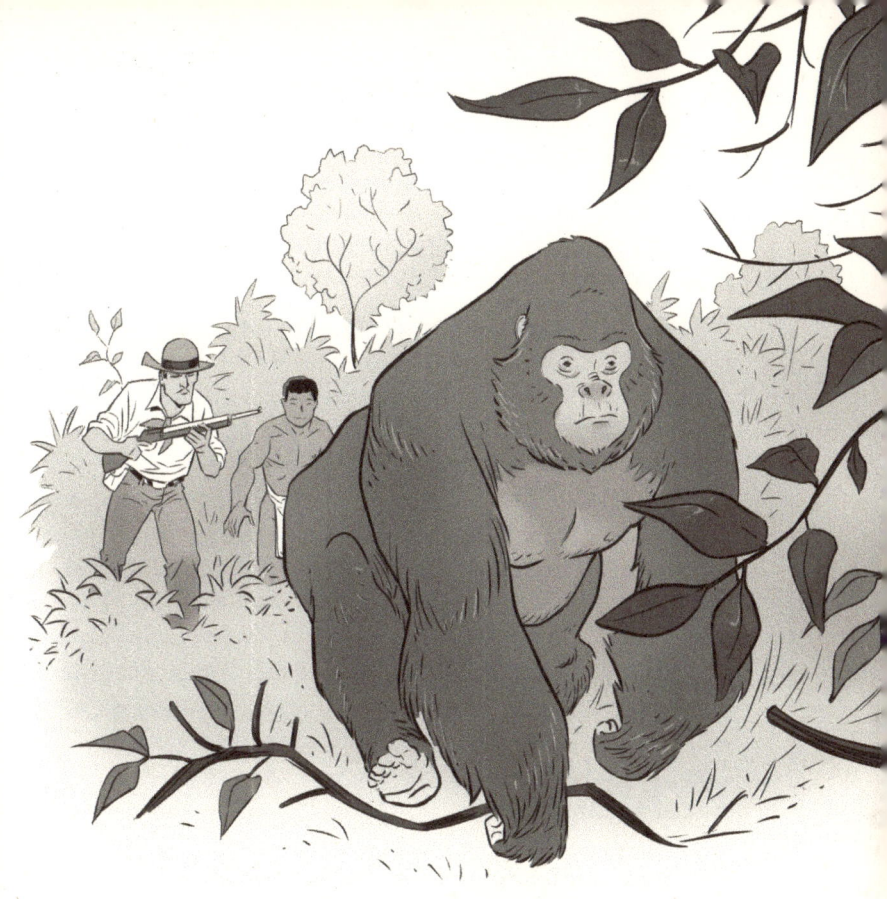

Die Tatsache, dass die infizierten Individuen für lange Zeit keine Symptome zeigen, erlaubt dem Virus, sich schnell zu verbreiten, ohne Alarm auszulösen. Dasselbe geschieht beim **FIV**-Virus (ähnlich zu HIV), einem Virus, das Katzen befällt.

Aber da ist noch was anderes: HIV ist ein Virus, das übersehen wird, weil das Immunsystem es nicht erkennt, sodass wir es nicht schaffen, spezielle Antikörper gegen es zu produzieren, um es zu bekämpfen.

> **FIV: DAS IMMUNSCHWÄCHE-VIRUS DER KATZEN**
>
> FIV ist ein Retrovirus, das vor allem Katzen trifft und nicht auf Menschen übertragbar ist. In mancher Hinsicht ähnelt es dem HIV-Virus. Es greift in erster Linie die T-Lymphozyten an, anders gesagt: eine spezielle Gruppe von Zellen des Immunsystems. Wenn sie erst einmal infiziert sind, funktionieren die T-Lymphozyten nicht mehr, wie sie müssten; das Immunsystem schwächt sich und der gesamte Organismus spürt es.
>
> Genauso wie HIV gibt FIV für Monate, wenn nicht für Jahre, kaum Hinweise auf seine Anwesenheit. Nach unterschiedlich langer Zeit zeigen sich die Wirkungen. Die häufigsten Symptome sind ein Gewichtsverlust und die Entzündung des Zahnfleischs. Danach erkranken Katzen, die sich FIV zugezogen haben, genau wie mit HIV infizierte Menschen, durch opportunistische Erreger.
>
> Im Unterschied zu HIV, das sich sexuell überträgt, wird dieses Virus überwiegend dadurch übertragen, dass die Katzen sich gewöhnlich gegenseitig kratzen und beißen.

Diese Eigenschaft erschwert auch die Arbeit der Virologen erheblich, die keine Bezugspunkte haben, um einen wirksamen Impfstoff zu entwickeln.

HIV überträgt sich vor allem sexuell, durch Bluttransfusionen und von der Mutter auf das ungeborene Kind. Man schätzt, dass es mehr als 35 Millionen Opfer weltweit gefordert hat.

Heute hat sich die Situation erheblich verbessert. Auch wenn wir noch keinen Impfstoff gefunden haben, haben

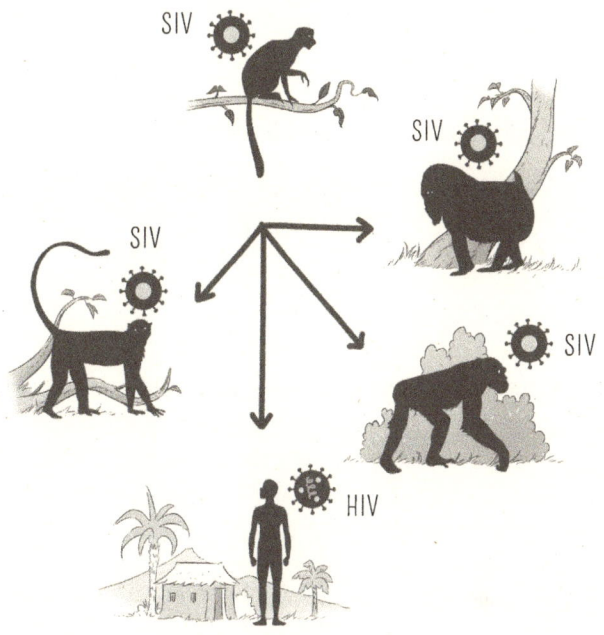

Die Evolution des SIV-Virus in das HIV-Virus.

wir geschafft, es zu zähmen. Wissenschaftler haben ein Therapieprotokoll festgelegt, das heißt, eine Reihe von Leitlinien für die Behandlung, welche die Infektion niederhält und den Kranken eine Lebenserwartung garantiert, die der nicht infizierter Personen entspricht, auch wenn sie gezwungen sind, für immer eine beträchtliche Menge Medikamente einzunehmen.

Außerdem haben wir es durch eine massive Informationskampagne und Maßnahmen des öffentlichen Gesundheitswesens geschafft, die Ansteckungen zu verringern. Das Virus kann nicht mehr so einfach und schnell von einem Wirt zum anderen weitergegeben werden, denn wir machen ganz viele Tests, um infizierte Personen zu finden, und die Mehrzahl findet in der Frühphase der Krankheit heraus, wenn sie infiziert ist. Man schätzt, dass in den Vereinigten Staaten gut 90 Prozent der Infizierten es wissen. Dies ist gut, denn nur so kann man die Infektion unter Kontrolle bringen. Die Informationskampagnen haben außerdem den Leuten beigebracht, strengere Hygienegewohnheiten und ein sichereres Verhalten anzunehmen. Heute weiß die überwiegende Mehrheit der Bevölkerung, dass ungeschützte sexuelle Beziehungen riskant sind und in Gegensatz dazu die Nutzung von Kondomen verhindert, dass Infektionen sexuell übertragen werden. Vor der AIDS-Pandemie wurde diesen Themen nicht diese Aufmerksamkeit geschenkt.

Wir können nicht sagen, HIV sei besiegt, denn leider zirkuliert es immer noch und findet viele Opfer in den weniger entwickelten Ländern. Dennoch haben wir seine Gefährlichkeit verringert.

Der Kampf gegen AIDS lehrt uns besonders Folgendes: Wenn wir unsere Gewohnheiten ändern und vorsichtigeren Regeln folgen, können wir die Viren unter Kontrolle halten.

DAS UNGESTÜME VIRUS

TOLLWUT

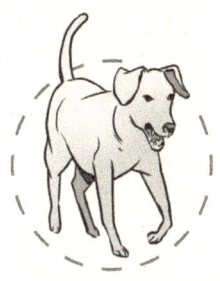

Im November 2011 stellte sich ein Patient, der aus Indien stammte, mit sehr merkwürdigen Symptomen im Krankenhaus von Mantua vor. Er konnte nicht laufen, er verlor das Gleichgewicht, hatte ein Augenlid geschlossen und bewegte den linken Arm nicht: ein sehr kompliziertes Bild. Er berichtete den Ärzten, dass er etwa einen Monat vorher, während seiner letzten Reise nach Indien, in der Stadt Manpur von einem Hund in den Arm gebissen worden war.

Der Mann wusste, dass unter den streunenden Hunden der Gegend das Tollwut-Virus verbreitet war, und deswegen hatte er sich sofort zu einer örtlichen Erste-Hilfe-Station begeben, wo die Ärzte ihn geimpft hatten – mit einem der Mittel, um das Virus zu stoppen, aber leider nicht dem wirksamsten. Um zu wirken, braucht der Impfstoff nämlich mindestens zwei Wochen, die notwendige Zeit, damit die Zellen des Immunsystems eine wirksame Menge von Antikörpern produzieren. Aber einige Patienten sind so schwer infiziert, dass sie nicht zwei Wochen warten können.

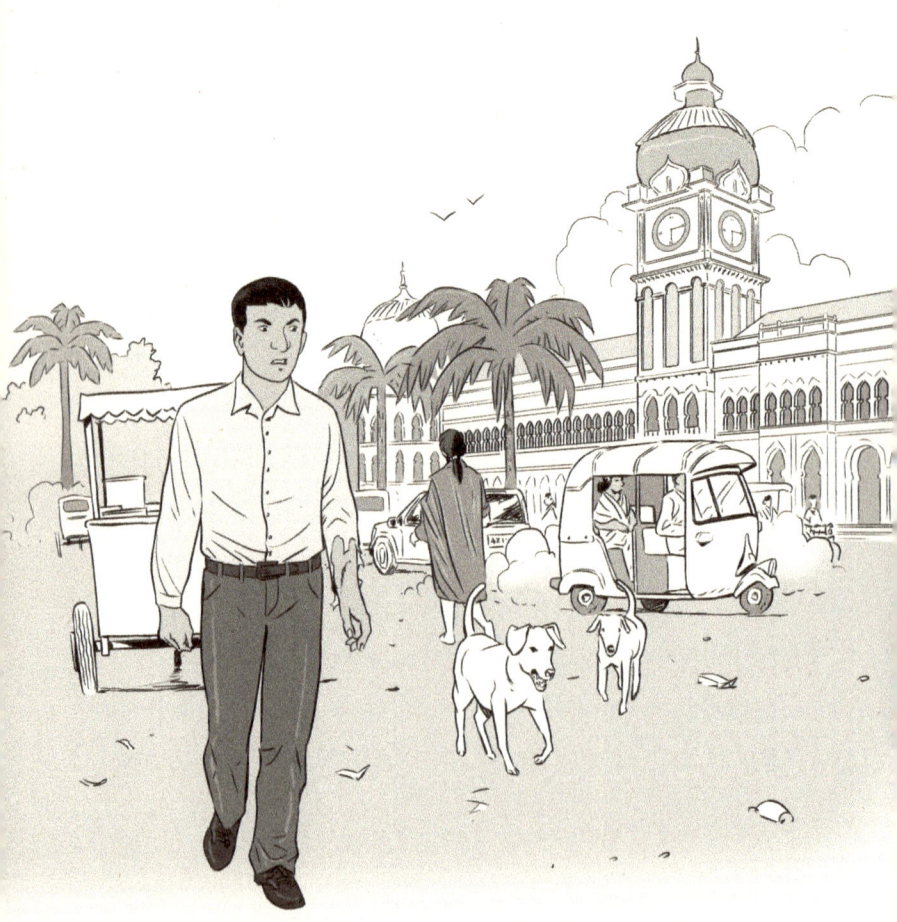

DIE WANDERUNG EINES VIRUS

Einmal in den Organismus eingetreten, ist es, als ob das Tollwut-Virus zwei Bewegungsgeschwindigkeiten hätte. Versuche dir vorzustellen, dass es, sobald es in den Körper gelangt ist, einen Spaziergang macht, und dann, ganz plötzlich, zu rennen beginnt. Zu Beginn infiziert es das Muskelgewebe in der Nähe des Punktes, wo es in den Körper eingeführt wurde, das heißt – im Fall des indischen Patienten –, in dem Arm, wo ihn der Hund gebissen hat. In dieser Phase gibt die Tollwut keine erkennbaren Hinweise auf ihre Anwesenheit. Nach unterschiedlich langer Zeit wandert das Virus zu den peripheren Nerven. Von da beginnt es, sich im Nervengewebe fortzupflanzen, und beschleunigt seinen Gang. Wenn es das Zentralnervensystem erreicht, das heißt, das Gehirn und das Rückenmark, löst es Lähmungen und Krämpfe aus. Ab jetzt ist es eigentlich nicht mehr aufzuhalten.

Das ist der Grund, warum der Impfstoff nicht immer wirksam ist. Wenn sich der Biss an einem Arm befindet, an einer Stelle mit vielen Nerven, oder noch schlimmer, am Kopf, braucht das Virus möglicherweise weniger als zwei Wochen, um im Zentralnervensystem anzukommen. Das einzige Gegenmittel, das rechtzeitig das Virus aufhalten kann, ist das **Hyperimmunserum**. Leider ist dies ein sehr teures Pharmakon, und im Krankenhaus in Manpur war nicht mal eine einzige Dosis davon verfügbar. Bevor der Impfstoff eine Wirkung bei dem indischen Patienten entfalten konnte, hatte sich das Virus weiter ungestört vervielfältigt. Über die Nervenenden in der Nähe des Bisses war es in die peripheren Nerven des Arms eingedrungen und hatte danach das Zentralnervensystem erreicht. Daher zeigte der Patient des Hospitals von Mantua alle diese Bewegungsschwierigkeiten. Bedauerlicherweise hatte in seinem Fall die Infektion ein so fortgeschrittenes Stadium erreicht, dass sie nicht mehr aufgehalten werden konnte.

HYPERIMMUNSERUM

Das Hyperimmunserum ist eine der Therapiemöglichkeiten, die genutzt werden, um Infektionen mit Viren zu bekämpfen: nicht nur mit dem Tollwutvirus, sondern mit jedem Virus. Es kann sowohl von Menschen als auch von Tieren gewonnen werden, die spezielle Antikörper gegen bestimmte Viren entwickelt haben. Über viele Jahre wurde zum Beispiel das Hyperimmunserum gegen die Tollwut von Kaninchen gewonnen, so wie auch der Impfstoff.

Nachdem es im Labor bearbeitet wurde, kann das Hyperimmunserum Patienten verabreicht werden, um sie mit nützlichen Antikörpern gegen die Krankheit zu versorgen.

DAS VIRUS DER STADT UND DES WALDES

Das Tollwutvirus gehört zu den **Lyssa-Viren**. Im Elektronenmikroskop betrachtet, gleicht es einem Geschoss: eine Form, die dich vielleicht daran denken lässt, wie tödlich diese Krankheit ist.

Wie viele andere Viren, die wir gesehen haben, ist die Tollwut eine Zoonose, das heißt, sie wird auf den Menschen von einem Tier übertragen. Im Unterschied zu anderen Viren ist es aber nicht in der Lage, sich von Mensch zu Mensch zu übertragen.

Auch bei den Tieren befällt die Tollwut das Nervensystem. Es ist also kein Zufall, dass die infizierten Exemplare unerwartete Veränderungen ihres Verhaltens zeigen. Sie werden aggressiver, attackieren und beißen öfter als gewohnt. Außerdem haften sich die Viren an die Speicheldrüsen, wo sie sich schnell vermehren. Daher übertragen tollwütige Tiere die Viren durch den Biss und den Speichel.

Die Tollwut **ist die älteste bekannte Zoonose**. Im Jahre 1885 fand Louis Pasteur den ersten Impfstoff gegen sie. Bis zu den 70er-Jahren des vorigen Jahrhunderts war sie auch in Italien weit verbreitet, weil es viele streunende Tiere in bewohnten Zentren gab.

Heute ist die Situation aber unter Kontrolle, weil wir sowohl für Menschen als auch für Tiere Impfstoffe entwickelt haben.

Die Tollwut fordert dennoch weiter Opfer, aufgrund zweier Übertragungszyklen:

- Der Wald-Zyklus, der Wildtiere betrifft. Unter ihnen sind die wichtigsten Verbreiter blutsaugende Fledermäuse, die selbst keine Symptome aufweisen, aber die Krankheit auf andere Wildtiere übertragen können.
- Der Stadt-Zyklus, der sich in bewohnten Zentren durch streunende Tiere, die in Kontakt mit Wildtieren gekommen sind, entwickelt. Von den Streunern kann er über Haustiere zum Menschen führen.

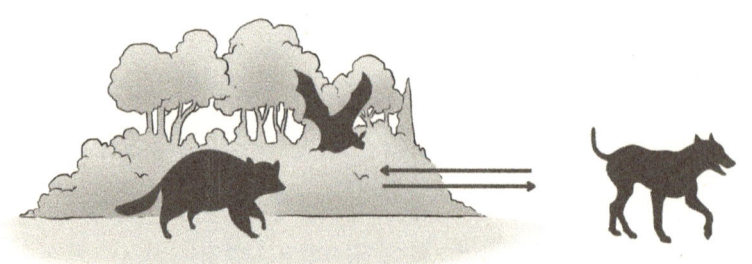

Die streunenden Tiere sind das Kettenglied, das Wald- und Stadt-Zyklus verbindet.

Die Tatsache, dass die Tollwut in zwei verschiedenen Umgebungen zirkuliert, bedeutet, dass es nicht reicht, in den städtischen Zentren tätig zu werden, um sie unter Kontrolle zu bekommen. Das Virus bedient sich sehr vieler wilder Wirtstiere, kann sich aber nicht nur in Wildtieren replizieren. In den Vereinigten Staaten erhält zum Beispiel der größte Teil der Haustiere eine Impfung gegen Tollwut. Die Haustiere können jedoch immer in Kontakt zu Wildtieren kommen, die das Virus bewirten, wie beispielsweise mit Waschbären. In diesen Fällen ist es daher nötig, auch die wilde Fauna (das heißt, die wilden Tiere) in großem Umfang zu impfen. Wie macht man das? Ganz einfach: Die Impfstoffe werden in Form von Ködern (schmackhaften Schlemmerhappen) verabreicht und unter anderem von

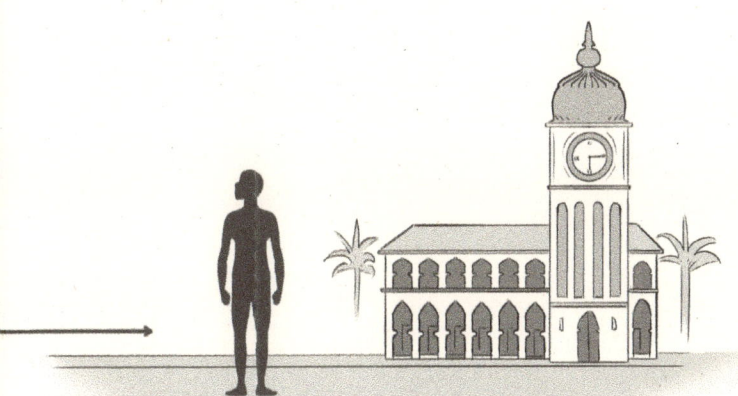

Hubschraubern im Zielgebiet abgeworfen. Das haben wir auch in Italien gemacht, als es im Alpenbogen unter den Wildtieren zu Tollwut-Episoden kam.

In Europa registrieren wir wenigstens einen Fall im Jahr, in dem ein Mensch an der Tollwut erkrankt: Gewöhnlich handelt es sich um Fälle, die aus Asien eingeschleppt werden, meistens aus Indien und Nepal. Im Rest der Welt sterben hingegen 55.000 Menschen jedes Jahr an der Tollwut. Das ist der Grund, warum man die **Kampagnen zu ihrer Verhütung und Impfungen** weiter durchführen muss, auch in den ärmeren Ländern; und die Versorgung mit lebensrettenden Medikamenten wie dem Hyperimmunserum muss überall erfolgen, unabhängig davon, was das kostet.

DAS VIRUS DER WÄLDER

EBOLA

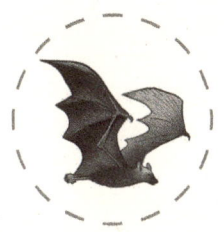

Wie andere Viren, die wir kennengelernt haben, stammt auch Ebola aus einem Wald, um genau zu sein: aus einem Wald in Guinea, in West-Afrika; und es ist aus einer Zoonose hervorgegangen, was, wie du jetzt ja schon weißt, der wissenschaftliche Name ist, mit dem der Speziessprung von einem Tier zum Menschen bezeichnet wird.

Durch das Sammeln von Daten und Zeugenaussagen haben wir erfolgreich rekonstruiert, wie die erste Übertragung dieses Virus auf den Menschen erfolgt ist. Um das alles beim Erzählen zu vereinfachen, habe ich mich entschieden, die Namen einiger der echten Personen und auch einige Sachen ein wenig zu verändern. Aber die Geschichte hat sich mehr oder weniger so abgespielt.

Ngolo war ein sechs Jahre alter Junge, Sohn eines Tagelöhners, der die Früchte von Palmen im Wald pflückte. Er lebte mit der ganzen Familie in einer Hütte aus Lehm und Stroh in einem winzigen Dorf. In der Hütte gab es zwei Schlafstätten, eine für die Eltern, eine für die fünf Kinder, die beieinander schliefen. Das war alles, außer Lumpen auf dem Boden, einem Korb mit den Kleidungsstücken der ganzen Familie und einem Kochtopf. Um sich zu waschen und Wasser zum Kochen zu holen, gingen sie zum Fluss, der in der Nachbarschaft verlief. Keines der Kinder ging zur Schule. Der größte Bruder begleitete den Vater hin und wieder bei der Arbeit: Auch Ngolo würde früher oder später lernen müssen, auf Bäume zu klettern.

Ngolo verbrachte die Tage mit den Brüdern beim Spielen, oder er erledigte kleine Arbeiten für die Mama: Er ging zum Fluss, um Wasser zu holen, oder er sammelte sogar Wurzeln und Früchte, die in der Nähe des Dorfes wuchsen.

Eines Tages kam der Vater mit einer guten Nachricht nach Hause. Sie würden in ein richtiges Haus umziehen. Einige Unternehmen hatten große Plantagen angelegt. Sie hatten den Wald gerodet und Tausende von Palmen gepflanzt, alle in Reih und Glied, Hektar um Hektar. Es war nicht mehr nötig, in den Wald zu gehen, um die Früchte zu sammeln. Es gab eine Pflanzung direkt am Wald, zwanzig Kilometer entfernt. Der Papa von Ngolo würde, zusammen mit anderen Arbeitern, viel mehr Früchte in kürzerer Zeit ernten können und daher mehr verdienen.

Sie brachen früh am Morgen auf. Die Mutter trug den Korb mit Kleidungsstücken, den Kochtopf und das Wasser für die Reise. Der Vater trug die kleine Schwester auf den Schultern. Nach einigen Stunden erreichten sie das neue Dorf. Es war anders als das frühere, es war größer, die Häuser bestanden aus Blech. Es war kein Wald in der Umgebung, sondern andere kleine Hütten. Sie betraten jene, die ihnen zugewiesen worden war. Sie war etwas größer als die, in der sie früher gewohnt hatten. Es gab auch eine alte Matratze, die auf die Erde geschmissen war, und daneben ein Tischchen aus Holz. Drinnen war es sehr heiß.

Draußen waren viele Kinder, die um ein Rinnsal voller Insekten spielten. In der Mitte des Dorfes befand sich ein Platz mit großen, schwarzen Plastikbehältern, die schmutzige und gebrauchte Kleidungsstücke enthielten. Die Mutter schickte Ngolo, um zu schauen, ob es dabei etwas für ihn gab. Der Junge durchstöberte diese heißen und übel riechenden Kleidungsstücke und fand ein gelbes T-Shirt und ein rosa Kleidchen mit einem Loch an der Schulter für die Schwester. Auf dem Weg nach Hause sah er sehr viele Körbe für die Ernte der Früchte, Männer, die miteinander sprachen, und halb nackte Kinder. Einige schienen gelangweilt, andere dagegen spielten Fangen oder jagten Hühner, die auf dem Platz herumliefen.

Am Morgen danach wachte Ngolo früh auf, schaute auf die Straße und sah die Männer, die zur Arbeit gingen, einer hinter dem anderen, jeder mit seinem Korb und seinem Messer. Ngolo konnte sie nicht zählen, aber es waren sehr viele, viel mehr als von seinem alten Dorf aufbrachen, um in den Wald zu gehen.

Am Abend erzählte der Vater, dass seine Arbeit jetzt ganz einfach war. Die Palmen wuchsen alle in der Reihe, schön geordnet. Es gab kein Gras und keine stachligen Pflanzen auf dem Weg. Es gab auch keine Raubtiere oder wilden Tiere. An einem Tag hatte er das Dreifache im Vergleich zu früher geerntet, mit viel weniger Mühe. Er war zufrieden, auch wenn er ein wenig irritiert war, dass die Palmen voller Fledermäuse waren, die dort kopfüber hingen und schliefen. Ein Freund hatte ihm gesagt, dass die Fledermäuse aus dem Wald geflohen seien und sich in dem Palmenhain niedergelassen hätten. Sie waren dort sicherer vor Feinden und fanden leichter Nahrung.

Dem Papa von Ngolo und der ganzen Familie schmeckten die gegrillten Fledermäuse. Die Mama briet sie am Spieß mit grünen Bananen. Und an den Palmen waren so viele, wie man wollte: Sie waren so zahlreich und dunkel, sodass sie mehr oder weniger die Sonnenstrahlen verdeckten.

Eines Abends packte der Vater von Nogolo drei von ihnen, bevor er nach Hause zurückkehrte, und steckte sie zusammen mit der Ernte des Tages in einen Korb.

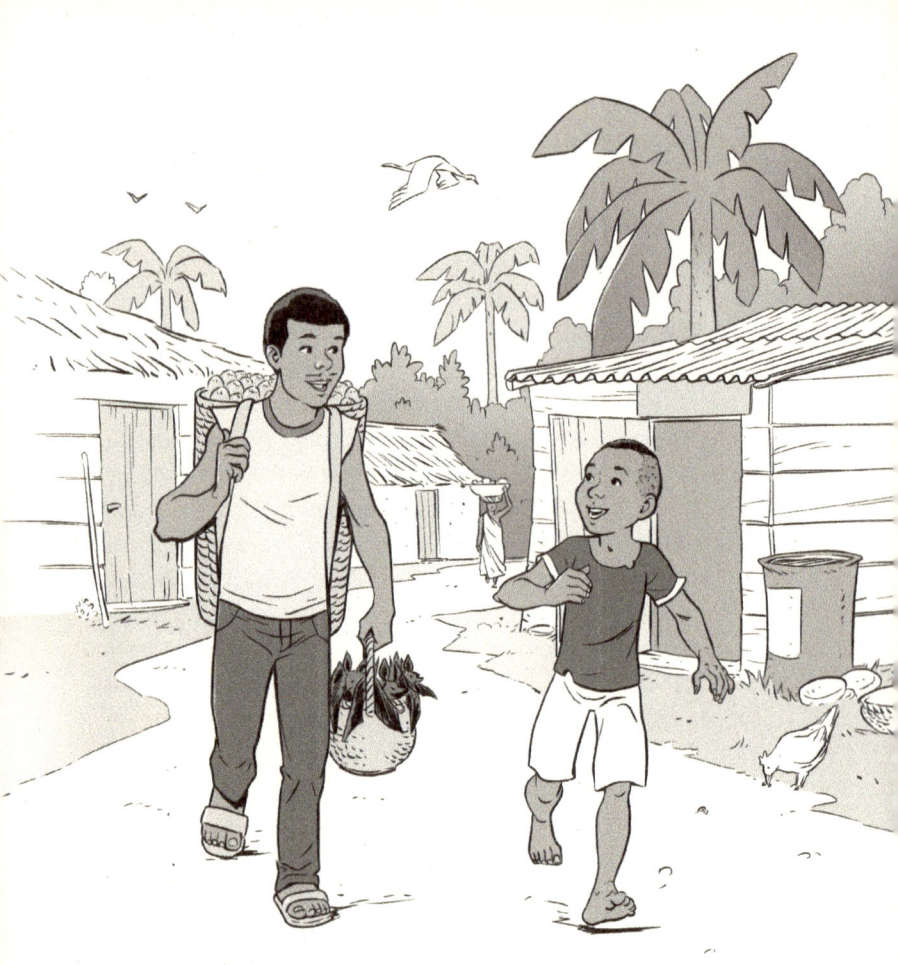

Er trug sie noch lebend nach Hause und gab sie der Mama, damit sie sie kocht. Die Mama machte sich auf dem offenen Vorplatz an die Arbeit. Sie beschmutzte sich die Hände und Kleider, während sie das Fleisch der Fledermaus zerschnitt, und sie schnitt sich auch in einen Finger.

Sie aßen die gegrillten Fledermäuse mit Bananen, sie waren vorzüglich.

Eine Woche später fühlte sich die Mutter krank. Sie bekam hohes Fieber und war nicht fähig aufzustehen. Die Familienmitglieder und die anderen Bewohner dachten, es handle sich um einen Malariaanfall, aber als die Frau ins Krankenhaus gebracht wurde, stellte sich heraus, dass das Problem viel ernster war. Die Mutter von Ngolo hatte sich ein Virus, genannt Ebola, zugezogen. Nach langer Bettlägerigkeit, das heißt, einer Zeit der Behandlung und Erholung, schaffte sie es, wieder gesund zu werden. Aber unglücklicherweise war sie nicht die einzige, die sich jenes Virus zugezogen hatte.

Genau wie sie wurde auch eine andere Frau zu der Zeit ins Krankenhaus gebracht. Sie war schwanger und fing an, über dieselben Symptome wie die Mutter von Ngolo zu klagen. Auch sie hatte wahrscheinlich kürzlich das Fleisch von Fledermäusen gekocht und sich mit dem Ebola-Virus infiziert. Sie starb bedauerlicherweise kurz danach, und da die örtlichen Sitten es verboten, eine schwangere Frau zu bestatten, vollzogen die Ärzte einen Kaiserschnitt. Das Unglück wollte es, dass sich einige Geburtshelfer infizierten, als sie in Kontakt mit den Körperflüssigkeiten der Frau kamen. Da sie nicht wussten, was passiert war, arbeiteten sie in unterschiedlichen Kliniken der Gegend weiter und verbreiteten das Virus. Dieser Herd stand am Anfang einer schweren Epidemie, die Tausende Tote forderte.

WAS IST EBOLA?

Ebola gehört zur Familie der **Filoviren**. Sie heißen so wegen ihrer langen und schmalen Form, die einem Faden oder einer Spaghetti-Nudel gleicht, und sie sind überall in Afrika südlich der Sahara verbreitet.

Wie das West-Nil-Virus und andere Viren, kann Ebola auf unterschiedliche Reservoir-Wirte zählen. Unter ihnen sind die wichtigsten einige Spezies fruchtfressender Fledermäuse, das heißt, sie ernähren sich von Früchten und anderen Pflanzen. Fledermäuse sind die einzigen Wirte des Virus, die keine Symptome entwickeln. Andere Spezies, unter ihnen die Gorillas und Schimpansen, zeigen Symptome unterschiedlicher Art. Bei Menschen kann Ebola eine sehr schwere Krankheit hervorrufen, genannt hämorrhagisches Fieber, die eine sehr hohe Sterberate hat (zwischen 25 und 90 Prozent, je nach Typ des Virus).

Es gibt verschiedene Typen hämorrhagischen Fiebers, die von ganz unterschiedlichen Viren verursacht werden. Eines von ihnen gehört zu einer Familie, der wir schon begegnet sind, den *Hantaviren*. Vom Ebola-Virus existieren sechs Arten: Ebola-Virus, Sudan-Virus, Taï Forest-Virus,

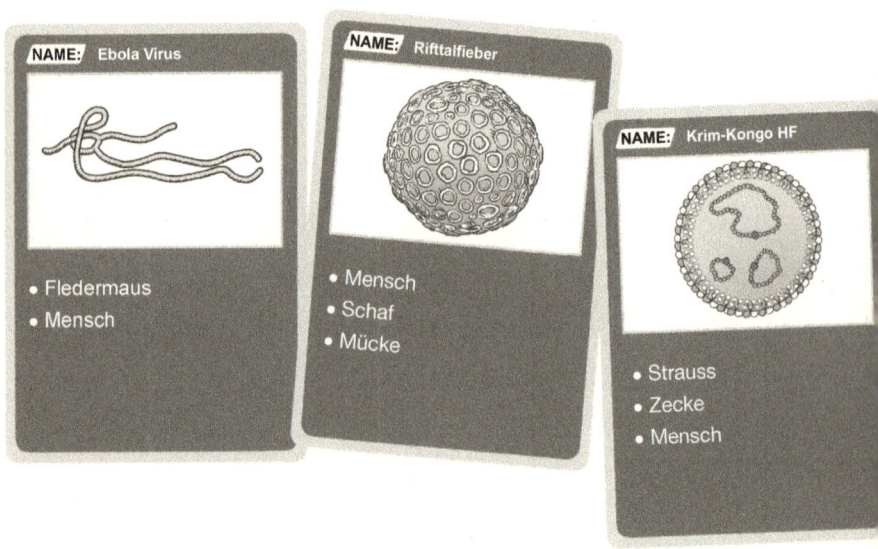

Sechs verschiedene Typen hämorrhagischen Fiebers.

Bombali Virus, Ebola Reston-Virus, Bundibugyo-Ebola-Virus. Nur einige infizieren Menschen. Zum Beispiel führt das Ebola Reston-Virus, das vor etwa zwanzig Jahren auf den Philippinen aufgetaucht ist, zu einem hämorrhagischen Fieber, aber nur unter Schweinen.

Im Unterschied zu Grippe-Viren und dem neuen Corona-Virus überträgt sich Ebola nicht auf dem Luftweg, sondern nur durch den direkten Kontakt mit Sekreten und Ausscheidungen (Blut, Exkremente und andere Körperflüssigkeiten). Dies macht es glücklicherweise weit weniger ansteckend. Dennoch treten neue Ebola-Herde immer wieder auf, vor allem in ärmeren Ländern, die nicht

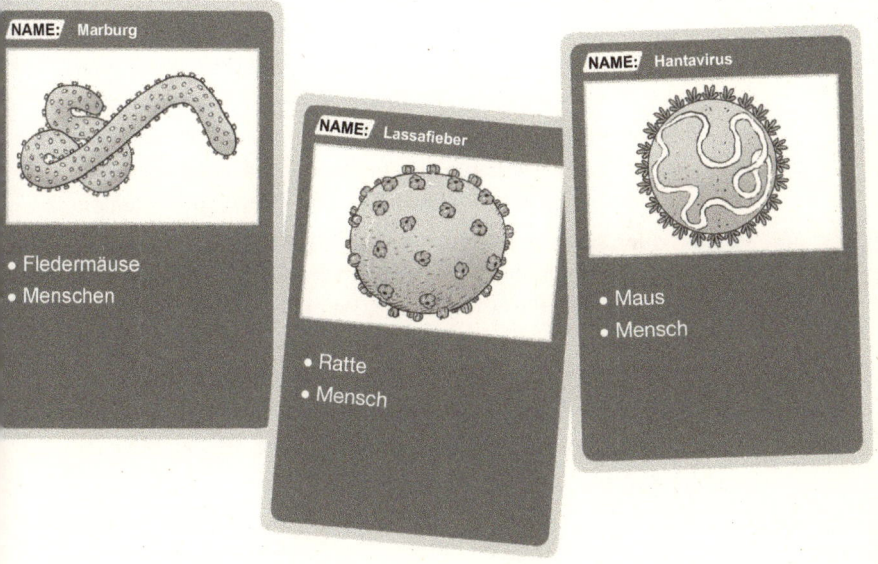

immer über die angemessenen Mittel verfügen, um es zu bekämpfen und die Verbreitung zu verhindern. Im Jahre 2014 kam es sogar zu einigen Fällen in den Vereinigten Staaten, die alle von einem einzigen Patienten ausgingen: dem sogenannte **Patienten Null**. Es handelte sich um elf Personen, unter denen einige von einer Reise nach Afrika zurückgekehrt waren. In diesem Fall aber ist das Virus, dank der zur Verfügung stehenden stärksten Mittel, prompt zum Halten gebracht worden.

DER PATIENT NULL IN DEN VEREINIGTEN STAATEN

2014 erschien ein Mann mit Fieber und anderen Schmerzen im Krankenhaus von Dallas in Texas. Einen Monat zuvor, als er sich in Liberia aufhielt, hatte er einer schwangeren Frau, die krank war, geholfen und sie in eine Klinik begleitet, in der auch Patienten behandelt wurden, die mit Ebola infiziert waren. Kurze Zeit später kehrte er nach Texas zurück, machte aber eine Zwischenlandung in Europa, da zu der Zeit die Direktflüge zwischen Liberia und den Vereinigten Staaten wegen der Ebola-Epidemie unterbunden worden waren.

Als er im Krankenhaus aufgenommen wurde, berichtete der Mann den Ärzten, die sich um ihn kümmerten, nicht die Einzelheiten seiner Reise. Das Krankenhaus unternahm keine besonderen Vorsichtsmaßnahmen bis schließlich klar wurde, dass sich der Patient mit Ebola angesteckt hatte. An dem Punkt hatten sich leider schon zwei Krankenschwestern angesteckt, die kurz darauf starben.

DAS VIRUS, DAS UNS IN EINE NEUE WELT KATAPULTIERT HAT

SARS-COV-2

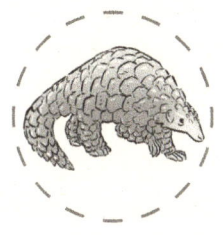

Es ist mehr oder weniger so abgelaufen: Alles begann in einem Urwald im Herzen Asiens. Wir wissen nicht genau wo. Stellt euch einen unbefleckten Ort vor, an den der Mensch niemals seinen Fuß gesetzt hat, bevölkert von Skorpionen, Grillen und Fröschen; und von Fledermäusen, den einzigen Säugetieren, die fliegen können. Eines Tages, wir wissen nicht genau wann, beschloss eine Gruppe von Menschen, die Grenzen des Waldes zu verletzen und einige Exemplare der Spezies, die ihn bewohnten, einzufangen. So wurde das Virus der Fledermäuse, das ungestört im Wald lebte und dort wahrscheinlich geblieben wäre, wo es war, dorthin transportiert, wohin es von allein nie gekommen wäre: auf den Tiermarkt von Wuhan, der

Hauptstadt der chinesischen Provinz Hubei. Er ist ein Ort der Verwesung und schlecht riechend, wo Frösche, Fische, Schlangen, Schaben, Fledermäuse, Skorpione, aber auch Hunde und Katzen in alten und schmutzigen Käfigen darauf warten, geschlachtet und verkauft zu werden.

Und hier, zwischen verschreckten Tieren, Blut und anderen Flüssigkeiten, kam das Virus mit dem Pangolin in Kontakt, einem kleinen Tier, ungeschützt und eines der meist gewilderten Tiere der Welt wegen seiner Schuppen, denen man magische und therapeutische Eigenschaften zuschreibt. Von da an nahm Mutter Natur ihren Lauf, erfolgreich bei einem alles andere als banalen Unternehmen: der Übertragung eines Virus aus der Welt der Tiere auf den Menschen. Sie infizierte ihn und erweckte das Virus in einer Gruppe von Arbeitern auf dem Markt von Wuhan zum Leben, dem ersten Herd von SARS-CoV-2, dem sogenannten neuen **Corona-Virus**.[4]

Wir sind im Dezember 2019, die Welt geht weiter wie immer, und niemand von uns weiß, dass wir gerade das Ende eines Zeitalters durchleben.

---

[4] Anm. d. Übersetzers: Es ist zwar sehr wahrscheinlich, dass das Corona-Virus, wie von Ilaria Capua beschrieben, vom Pangolin als Zwischenwirt übertragen wurde, aber dies gilt als noch nicht bewiesen, d. h., es könnte auch ein anderes Tier gewesen sein.

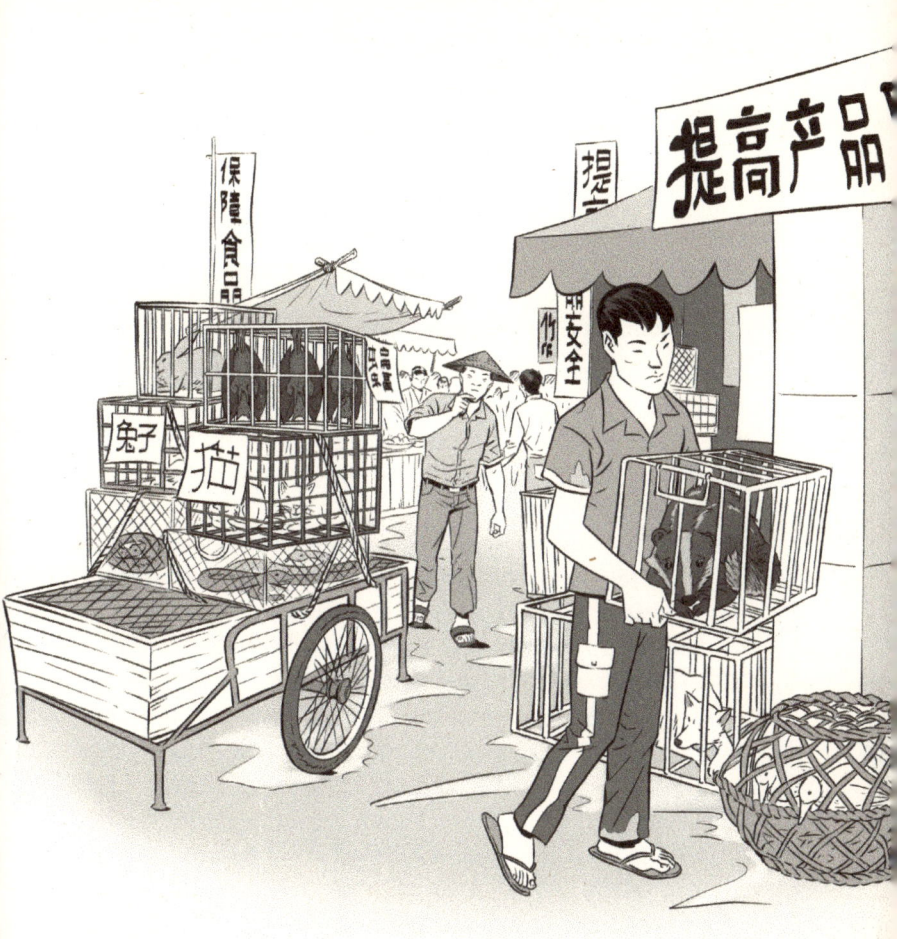

Die Symptome der Kranken unterscheiden sich nicht sehr von denen der normalen Grippe, und als die Ärzte sich darüber klar werden, dass sie es nicht schaffen, sie unter Kontrolle zu bekommen, weil dies keine Grippe ist, sondern eine hoch ansteckende Infektion, ist es schon zu spät: Wuhan ist eine Stadt mit etwa elf Millionen Einwohnern, mit einem Flughafen, von dem jeden Tag Hunderte von Flügen abgehen.

DIE FAMILIE DER CORONA-VIREN

Die Corona-Viren bilden eine weitläufige Familie von Viren. Sie werden so genannt wegen der Spitzen auf ihrer Oberfläche, die an die Form einer Krone erinnern. Es sind RNA-Viren, die Säugetiere und Vögel mit sehr unterschiedlichen Wirkungen treffen.
Bis zum Auftauchen von SARS-CoV-2 (dem „neuen Corona-Virus") lösten diese Viren bei Menschen vor allem leichte Atemwegserkrankungen aus, wie die üblichen Erkältungen.

Bei Tieren haben Corona-Viren ganz andere Auswirkungen. Bei Vögeln lösen sie Bronchitis aus, bei anderen Säugetieren wie Rindern und Schweinen verursachen sie Magen-Darm-Erkrankungen. Sie treffen auch Mäuse und verursachen einige Formen von Enzephalitis und Hepatitis, Krankheiten des Gehirns und der Leber.

Corona-Viren zirkulieren, alles in allem, in hohem Maße unter den Tieren, und bei mehr als einer Gelegenheit haben sie sich zum Speziessprung fähig erwiesen.

Im Jahre 2003, zum Beispiel, ist das SARS-Virus aufgrund eines anderen Speziessprungs aufgetaucht, ein Virus, das sehr tödlich ist. Es hat einen schweren medizinischen Notstand ausgelöst, der glücklicherweise bewältigt wurde, bevor er sich in eine Pandemie verwandeln konnte.

MERS, erkannt im Jahre 2002, ist eine andere Infektion durch ein Corona-Virus, das seinen Ursprung bei Fledermäusen hat. Bevor es beim Menschen ankommt, hat das MERS-Virus aber zwei Reservoir-Wirte passiert: Dromedare und Kamele.

Es sind Tausende von Reisenden, die täglich das Flugzeug besteigen, um jeden Winkel der Welt zu erreichen. Es reicht, sich bewusst zu machen, dass allein am 1. Januar 2020 mehr als 175.000 Personen abgeflogen sind, woraus während des Winters einige Millionen wurden. Als am 23. Januar 2020 der *Lockdown* begann und die chinesischen Autoritäten die Quarantäne über die Stadt Wuhan und die Provinz Hubei verhängten, die Flughäfen, Eisenbahnlinien, Fabriken, Büros und Schulen schlossen, war das Virus schon seit Wochen auf der Welt in Umlauf, und überall gab es Infektionsherde.

Der Mensch des 21. Jahrhunderts hat etwas geschafft, das vor ihm in der Geschichte der Menschheit noch nie geschehen ist: Er hat in einer Handvoll Tagen eine Pandemie herbeigeführt. Die natürliche Zeitdauer wäre anders gewesen: Die Spanische Grippe zu Beginn des 20. Jahrhunderts brauchte zwei Jahre, um sich auf der Welt zu verbreiten, die Masern dürften zu Zeiten der alten Römer vielleicht tausend Jahre gebraucht haben. Es waren keine Krankheiten, die weniger schwer als die aktuelle Pandemie waren, aber damals konnte ein Virus nicht ins Flugzeug steigen und in wenigen Stunden die Welt umrunden. Heute geht das. Daher ist Covid-19 der Lackmustest eines vollkommen vernetzten Systems, das keinen Manövrierraum lässt, um einen medizinischen Notstand, wie jenen, den wir gerade durchleben, zu bewältigen. So **zeigt sich die dunkle Seite einer globalen Welt,** wo für den Menschen nichts unmöglich ist und **wo kein Platz auf der Welt weit weg und unerreichbar ist.**

Die Pandemie hat uns unsere Verletzlichkeit ins Gesicht geschlagen: Heute, im Jahre 2021, fühlen wir uns alle ein wenig fragiler als früher; wir sind an unsere Grenzen und die des Planeten gestoßen. Aber es ist nicht gesagt, dass das etwas Schlechtes ist, ganz im Gegenteil. Es sind Grenzen, die wir vergessen hatten, weil wir überzeugt waren, alles unter Kontrolle zu haben. Daran gewöhnt, uns mit einer Geschwindigkeit zu bewegen, die nicht mit dem System, in das wir eingebunden sind, kompatibel ist, haben wir vergessen, dass unsere Gesundheit auch von der des Planeten, auf dem wir leben, abhängig ist. Wir haben vergessen, dass wir die einzige Spezies sind, die über die Fähigkeit verfügt, die Mechanismen, welche die Natur regeln, zu verstehen und dass, als Konsequenz daraus, wir die Verantwortung für sie haben. Wir haben all das vergessen, aber mitten in der Pandemie schreit uns Mutter Natur ins Gesicht, dass wir alle miteinander verbunden sind, dass wir nicht anders als sie sind und dass wir alle – Menschen, Tiere und Pflanzen – Teil desselben, zirkulären Ökosystems sind und die Gesundheit des Menschen die Gesundheit des Planeten ist – und umgekehrt.

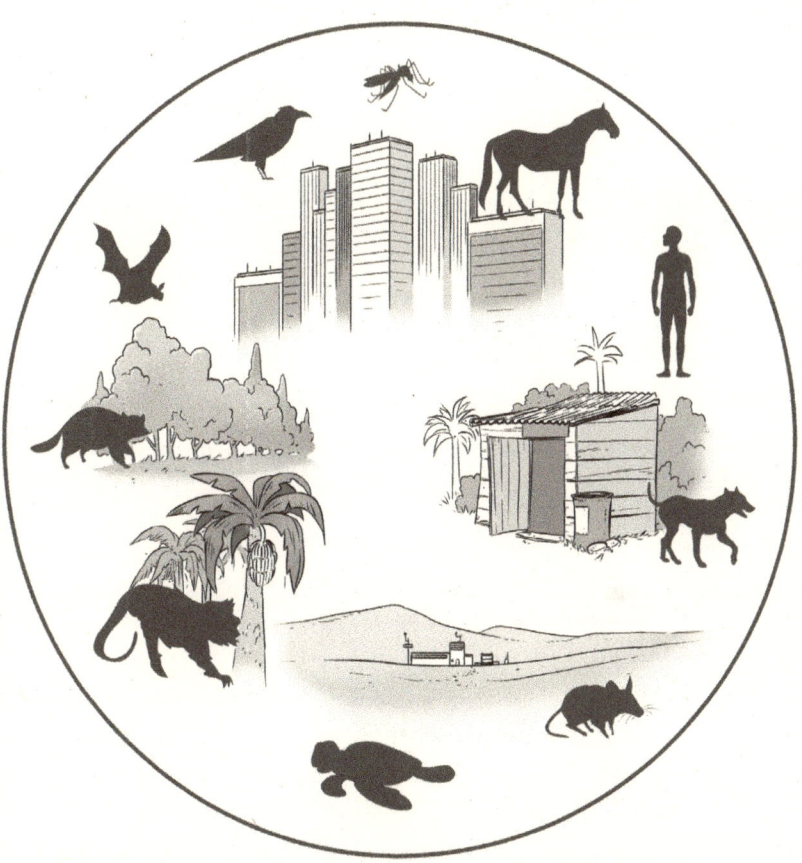

Der Planet Erde ist ein geschlossenes System, die Gesundheit aller ist miteinander verbunden.

Die Städte vergrößern sich, die Wälder brennen, die Gletscher schmelzen und die Ozeane erwärmen sich, die Viren springen von einer Spezies zur anderen, und das alles aufgrund unserer Handlungen: Wir können nicht mehr wegschauen. Wir haben Land und Meer verschmutzt, als wir sie ausgebeutet und den Klimawandel angeheizt haben, und all das, was uns geschieht, ist mit unserer Arroganz gegenüber der Umwelt verbunden.

Vielleicht haben wir aber eine wichtige Lektion gelernt: Es haben wenige Wochen des *Lockdowns* gereicht, um die Natur in all ihrer Kraft explodieren zu lassen; als wir zur Seite getreten sind und zu Hause eingeschlossen waren, hat sie ihre absolute Hauptrolle wieder eingenommen. Vielleicht sagt uns die Pandemie etwas Fundamentales, an das wir eigentlich nie denken: Die Natur ist weiterhin dem Fortschritt überlegen, und sie herauszufordern, lohnt sich für niemanden, nicht einmal für den so hoch entwickelten *Homo sapiens.*

Das Leben ist unsicher, außergewöhnlich und unvorhersehbar. Die Dinge laufen nie so, wie wir sie programmiert haben. Die Pandemie hat uns all jenes genommen, das wir immer für selbstverständlich gehalten haben, und sie hat uns gezwungen, es zur Diskussion zu stellen. Unsere Zeit ist die Zeit der Entscheidung, und es sind zwei Wege, die uns offenstehen: Wir können dahin zurückkehren, wo wir vorher waren, oder bewusst in eine andere Welt eintreten.

In diesem Buch haben wir gelernt, dass der Planet Erde ein geschlossenes System ist. Wenn sich der Verlust des Gleichgewichts in einem Teil zeigt, spürt es auch der andere. Die Geschichten, die wir gehört haben, haben vor Augen geführt, wie das Schicksal aller Lebewesen des Planeten miteinander verflochten ist und welche Auswirkungen das Auftauchen eines Virus in diesem Umfeld haben kann: Die Krankheiten werden von Wirtsvektoren dank der Mechanismen der **Globalisierung** um die ganze Welt getragen; die Krankheiten von manchen verletzlichen Spezies werden durch die Verschmutzung verschlimmert, von der **Umweltschädigung** und dem **Klimawandel**; Viruserkrankungen stehen am Anfang von menschlichen, aber auch ökonomischen Katastrophen, und sie können große Erschütterungen auslösen wie die **Massenmigration**. Es ist daher wesentlich, auf diese Viren als Probleme zu schauen, die nicht nur die Realität der betroffenen lokalen Bevölkerungen betreffen.

Mit diesem Buch habe ich versucht, dir auch von den faszinierenden Seiten meines Berufs zu erzählen, aber vor allem eine grundlegende Tatsache zu erklären: die Dringlichkeit, neu über die Vorstellungen von Gesundheit nachzudenken. Wir müssen sie als einen universalen Wert erachten. Wir sind alle miteinander verbunden, und ich spreche dabei nicht von unseren Handys.

Die Gesundheit anderer Spezies ist auch unsere Gesundheit. Dafür sind Information und Wissen in diesem historischen Augenblick wichtiger denn je: Damit wir alle uns bewusst sind, was auf dem Spiel steht. Die Wissenschaft kann uns dabei helfen, die Schlacht gegen die Viren zu gewinnen; jeder von uns kann dazu beitragen, das Virus der Ignoranz zu besiegen und eine neue Sensibilität für die Probleme, die den Planeten belasten, zu verbreiten.

DANKSAGUNG

Ein spezieller Dank gilt Sara Agnelli und Costanza Manes dafür, das Material aus ihren Studien zur Verfügung gestellt zu haben.

ÜBER DIE AUTORIN

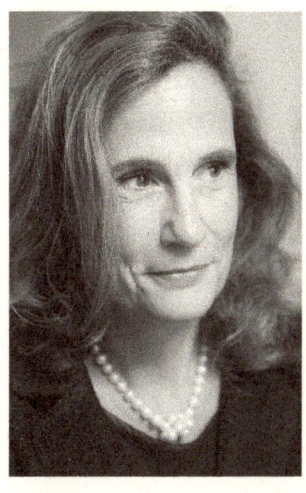

Ilaria Capua ist eine italienische Virologin, Autorin und ehemalige Politikerin. Sie ist international bekannt für ihre Studien zu Influenzaviren, insbesondere die Krankheitsübertragung durch Vögel und das aktuelle SARS-CoV-2. Derzeit ist sie Direktorin des One Health Center of Excellence der University of Florida.

Sie hat bereits über 220 Artikel in Fachzeitschriften publiziert und zudem wissenschaftliche Bücher über die Vogelgrippe und die Newcastle-Krankheit veröffentlicht. Ilaria Capua ist aktiv im Bereich der Wissenschaftskommunikation und setzt sich für die Förderung weiblicher Führungskräfte in der Wissenschaft ein.

Im Jahr 2007 erhielt Ilaria Capua den Scientific American 50 Award. 2008 wurde sie aufgrund ihrer Führungsrolle in der Wissenschaftspolitik in die Liste »Revolutionary Minds« des amerikanischen Magazins Seed aufgenommen. Im Jahr 2011 erhielt sie als erste Frau den Penn Vet World Leadership Award, die renommierteste Auszeichnung in der Tiermedizin.